孤独症家庭训练手册：

从核心症候到生活自理

陈文雄　主编

U0214614

SPM 南方出版传媒

广东科技出版社 | 全国优秀出版社

图书在版编目（CIP）数据

孤独症家庭训练手册：从核心症候到生活自理 / 陈文雄主编 . — 广州：广东科技出版社，2022.1 （2024.1 重印）

ISBN 978-7-5359-7759-5

Ⅰ . ①孤… Ⅱ . ①陈… Ⅲ . ①小儿疾病 — 孤独症 — 康复训练 Ⅳ . ① R749.940.9

中国版本图书馆 CIP 数据核字 (2021) 第 208257 号

孤独症家庭训练手册：从核心症候到生活自理
Guduzheng Jiating Xunlian Shouce:Cong Hexin Zhenghou Dao Shenghuo Zili

出 版 人：严奉强
策划编辑：颜展敏
责任编辑：高 玲 杜怡枫
装帧设计：云想文化
责任校对：于强强
责任印制：彭海波
出版发行：广东科技出版社
（广州市环市东路水荫路 11 号 邮政编码：510075）
销售热线：020-37607413
https：//www.gdstp.com.cn
E-mail：gdkjbw@nfcb.com.cn
经 销：广东新华发行集团股份有限公司
印 刷：广州市东盛彩印有限公司
（广州市增城区新塘镇太平洋工业区十路 2 号 邮政编码：510700）
规 格：889mm×1194mm 1/32 印张 8.125 字数 160 千
版 次：2022 年 1 月第 1 版
2024 年 1 月第 2 次印刷
定 价：58.00 元

编委会

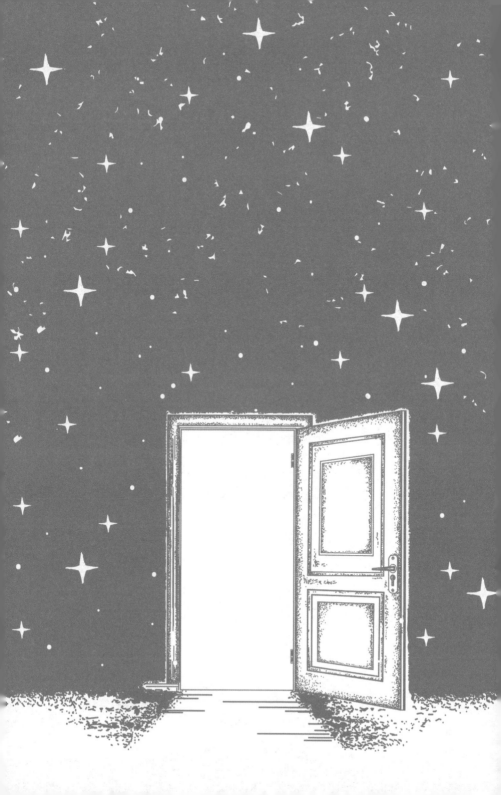

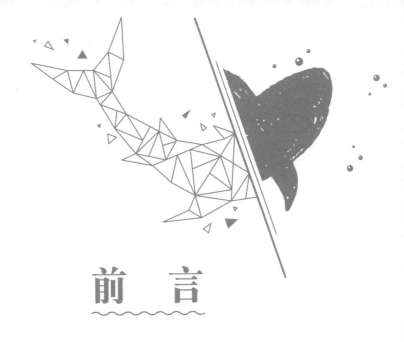

前　言

　　当自己的孩子被诊断为孤独症谱系障碍（autism spectrum disorder, ASD）时，相信任何一个父母都难以接受这个现实。"他会对我笑啊！他会用眼神看我啊！怎么可能会是孤独症？""他总是笑得那么开心，怎么可能是孤独症？"很多家长在刚开始知道这个诊断时总会发出类似的疑问。孩子被诊断为孤独症后，多数父母/监护人初始都不愿意接受这样的现实，有的家长辗转多地反复为孩子诊断；有的家长认为可能与孩子的教养方式有关，认为自己对孩子关心不够，转而自责或相互埋怨；有的家长因缺乏照料孤独症儿童的方法及技能，而变得惶恐、迷茫和无助……

　　但是这些情绪和态度都是不可取的，因为这些都可能会耽误对孤独症孩子的最佳干预时机，甚至会成为孩子成长过程中的人为障碍。家长只有找到正确有效的训练方法，明确康复训练的目标和方向，才能积极地拯救孩子。孤独症谱系障碍是一种神经发育障碍（neurodevelopmental disorder），也是需要对患者全生命周期呵护的障碍。除了医疗机构、康复教育机构等规范化的干预之外，家长/监护人的积极参与，是对孩子全生命周期呵护最坚实的保证。

孤独症儿童的核心问题在于异常的社交沟通，以及受限、重复的行为、活动和兴趣模式，这些异常在不同程度上对孩子的社会功能造成损害。早期他们常表现出"五不（少）行为"——不（少）看、不（少）应、不（少）理、不（少）指、不（少）当。早期发现问题、早期就诊（转诊）、早期诊断、早期干预（治疗）能改善孤独症儿童的预后，已是共识！

在排除器质性疾病的基础上，治疗孤独症儿童应该针对其核心症候（即社交沟通／互动缺陷，以及重复刻板的行为、兴趣和活动模式）进行行为训练。目前，相关药物可对症治疗孤独症儿童可能同时存在的躯体疾病或精神症状，但对其核心症候的改善有限。核心症候的干预主要以教育心理行为干预为主，最大限度地提升孩子的社会功能，改善其生活质量，使孩子能够生活自理、生活自立，甚至生活自强。值得一提的是，除了关注核心症候，近年来越来越多的家长已经开始关注孩子生活自理能力的提升。

当我们开始对孤独症儿童进行训练时，切忌盲目选择治疗方法。在进行各种训练之前，家长首先要学会如何爱护自己的孩子，除了要关注孩子的正常生理发育，也要关注孩子的正常心理发育。想要帮助自己的孩子，首先，要做到了解孩子当前可能存在的障碍尤其是主要的障碍，了解孩子需要什么样的帮助，了解孩子当前已具备的能力。其次，需要认识到他是一个有障碍的孩子，需要有效地帮助他；要有信心，但不能抱有过高的期望。最后，应该平和心态，学习有效帮助孩子的方法，帮助孩子与周围的人和环境建立良好的关系。当已学会了相应的行为干预方法，在给孩子开展相应的行为干预时，需要坚持以下原则。

（1）早期长程。做到早期发现（识别）问题、早期就诊（转诊）、早期诊断、早期干预（治疗）、长期治疗，强调每日干预。对于每个疑似患孤独症的孩子，都应当及时进行相应的教育心理行为干预。

（2）科学系统。应当使用有一定循证支持且行之有效的方法对孩子进行系统的教育心理行为干预，既包括针对孤独症核心症候的干预训练，也包括促进孩子身体发育、疾病防治、减少滋扰行为、提高认知、提高生活自理能力和社会适应能力、问题及情绪管控等方面的训练。

（3）个体训练。针对孤独症儿童在症状、认知、行为等方面的问题，在规范化评估的基础上，开展有计划的个体训练。对于程度严重的孤独症儿童，早期训练时的师生比例应当为1：1。小组训练时也应当根据孩子的发育水平和行为特征进行分组。

（4）家庭参与。应当给予孤独症儿童家庭全方位的支持和教育，提高家庭参与程度，帮助家庭评估教育干预的适当性和可行性，并指导家庭选择科学的训练方法。家庭经济状况、父母/监护人心态、环境和社会支持均会影响孩子的预后。父母要理性面对，妥善处理孩子的教育干预与其生活、工作的关系。

由于每一个孤独症儿童的能力水平不同、存在的问题不同，所以并没有一个固定的"金标准"的干预方式能够完美地解决孩子的所有问题。在干预方式的选择上，我们需要根据不同孩子的实际情况及家庭经济条件、社会环境等各方面因素统筹考虑，进行选择，注意个体化。对于缺乏社交意愿、年龄小、家庭氛围良好的孩子，可以将地板时光等游戏类的干预方式作为居家干预的首选；对于规则性不强、认知能力弱的孩子，则更多选择应用行为分析（ABA）、结构化教学法（TEACCH）等干预方式。无论选择何种干预方式，都需要不断地评估孩子的能力，不断调整后续的干预方式，以求不断改善孤独症儿童的核心症候，达到全生命周期呵护的目的，使他们能更好、更快地融入社会，拥有幸福的明天！

早期纳入家庭参与的干预，可帮助提高孤独症儿童的能力水平。基于循证、通俗易懂的家庭训练手册，可帮助"非专业"的家长，在孩子早期被诊断为孤独症后，相对快速地了解/掌握相对专业的干预知识。本书包括行为疗法、结构化训练、快乐社交、行为调节、帮助孤独症儿童提升认知、模仿、感觉统合及自理能力等方面的内容。

本书不仅为大家（尤其是父母/监护人）介绍了改善孤独症儿童的核心症候，以及其他相关障碍的干预方式——从核心症候到生活自理，也提供了实例详细介绍如何实施这些干预方式。

本书包含较多相关干预领域的理论知识，家长在阅读或使用过程中如能得到相关专业人士的指导及帮助，效果更佳。本书也是专业人士与家长之间"专业化问题，科普化沟通"的桥梁。

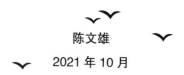

陈文雄

2021 年 10 月

儿童孤独症评估与干预中心
广州市妇女儿童医疗中心

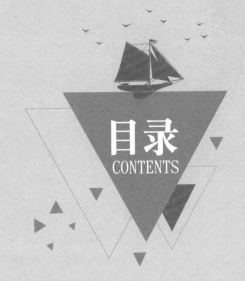

目录
CONTENTS

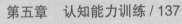

第一章

应用行为分析（ABA）教学法

ABA教学法强调运用功能分析法，从不同个体的需要出发，基于行为主义原理，以正性强化、负性强化等技术为主，矫正孤独症儿童的各类异常行为，同时促进儿童各项能力的发展。

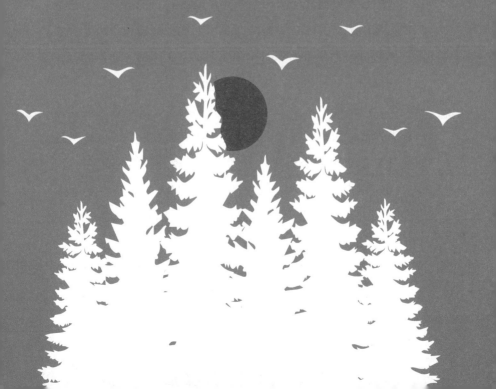

　　应用行为分析（applied behavior analysis，ABA）教学法是一种常被用来对有发育障碍的儿童（如孤独症谱系障碍儿童）进行早期行为干预与训练的操作性训练方法体系。通俗而言，它强调运用功能分析法，从不同个体的需要出发，基于行为主义原理，以正性强化、负性强化等技术为主，矫正孤独症儿童的各类异常行为，同时促进儿童各项能力的发展。该方法是目前孤独症儿童早期教育训练最为有效的操作性方法之一，具有可操作性强、方法相对简单的特点。ABA 教学法在实际操作上有两大技术要领，即任务分解技术及回合式操作教学法（discrete trial teaching，DTT）。DTT 又称为分解式操作法，是 ABA 教学法的具体教学操作方法和核心。DTT 把总的目标（单元）分解为一个个小的目标（单元），如"洗手"这一总的目标（单元）可以分解成开水龙头、洗手、关水龙头、擦手等一系列小的单元；然后对这些小的单元进行逐一训练，再把每一个训练过的小单元依次连锁，将复杂的行为（目标）复原出来，直到最后完成整体的目标（单元）（如完成"洗手"这一行为）。通过 DTT 教授并建构的各种正性行为［目标（单元）］，需要进一步泛化，让孩子将其正确地应用到日常生活场景当中，并不断巩固，切实达到提升孩子技能的目的。本章将详细介绍如何在孤独症儿童的训练当中使用 ABA 教学法、使用 ABA 教学法的技巧及相关注意事项，并通过相关实例展示如何使用 ABA 教学法。

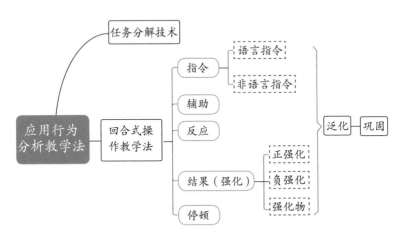

应用行为分析教学法学习思维导图

一、应用行为分析教学法简介

应用行为分析教学法，是一种常被用来对有发育障碍的儿童进行早期行为干预与训练的操作性方法体系。1962年美国加利福尼亚大学洛杉矶分校（UCLA）心理系的洛瓦斯（Lovaas）教授率先将 ABA 教学法应用于对孤独症儿童的早期训练当中。他及他的实验小组的研究报告引起了全世界的关注。研究发现，采用 ABA 教学法对孤独症儿童进行干预训练，可以有效地改善孩子们的症状，提高孩子们的社会沟通能力，从而为他们的学习能力和认知潜力的良性发展奠定基础。目前 ABA 教学法在全世界具有广泛影响（国际行为分析协会有 41 个会员国家），它非常完善地诠释并运用了"正强化""惩罚""消退""连锁""辅助 / 提示""渐隐""泛化"等相关的行为矫正技术，在实际的操作上形成了一套相对完整及系统的操作性方法体系。

（一）适用范围及效果

在儿童早期的良性行为塑造中，ABA教学法展现出良好的效果，比如指令服从、模仿等，在儿童早期行为康复训练中扮演着其他方法难以替代的角色。ABA教学法在认知功能、语言发展、日常生活技能及社交技能的训练上，也呈现出中到高的正性效应。此外，ABA教学法系统而规范的辅助技巧还能很好地控制儿童的冲动行为。但要注意的是，在分享性社交，尤其是分享意愿的提升及游戏能力的改善方面，ABA教学法的效果并不明显；在培养儿童的独立性上，ABA教学法也收效甚微。另外，还需要重点提醒的是，不规范的ABA教学法训练及泛化，容易诱导儿童刻板、单调的行为反应。因此，规范地开展ABA教学法训练非常重要。

（二）理论基础与原理

ABA教学法模式以正性强化为主，促进儿童正常发展，辅之以行为矫正，纠正儿童的不良行为。

ABA教学法最基本的原理是刺激（S）→反应（R）←结

果（C），即治疗者向患者提供一种或多种刺激（指令），被训练者根据刺激（指令）做出一定的反应，治疗者对被训练者的正确反应提供强化物并加以鼓励，对其不当行为则不提供强化物。ABA教学法通过教学方式向被训练者教授恰当行为，以此替代其问题行为。

ABA教学法在实际操作上有两大技术要领，即任务分解技术及回合式操作教学法。任务分解技术将复杂的总的目标（单元）（知识、技能、行为、习惯等）分解成许多小的单元，且每一个单元都建立在上一个单元的基础上。回合式操作教学法则将每一个单元行为的训练按一个一个的回合去教授，每个回合训练中若孩子的回应正确或反应正确则予以鼓励，给予强化物，而错误的反应则会被纠正、忽略或要求重做。每次单元行为的训练都要加以记录，以便对教学内容做出相应修改。

ABA教学法在实践中操作行为训练改变的技巧主要包括：

（1）安排情境（改变某个行为发生前的场景和周围环境等，如在教室由A老师教授某一卡片，可改为由B老师教授同一卡片，也可在家中由父母/监护人教授同一卡片）。

（2）控制结果［对于行为发生之后的结果需要统一，如在教室中完成某个任务后，由老师给予奖励（强化），若在家庭中完成该项任务，亦需要给予相应的奖励（强化）]。

（3）改变元素通常先改变一项元素，如当孩子的某个行为在课堂中已稳定建立，可以先改变所给予强化的频率，若孩子在较低的强化频率下仍能保持恰当的行为，则可试着改变这个行为发生的场景，同时逐步改变强化的频率及强化方式，如强化方式从食物奖励变为口头语言的表扬等，循序渐进地使孩子在不同的场合皆有正确的行为。

二、应用行为分析教学法的基本原则

（1）将人的社会交往活动和行为分解成小的但可观测到的行为单元。通过系统的训练，帮助孩子学会具有社会适应性的行为和活动，如"吃饭"可以分解为走到餐桌旁—坐在椅子上—拿起自己的餐具—用餐具吃东西……每一个行为都可以被分解成许多小的但可观测的相关步骤，包括孤独症儿童较少出现的行为，比如从简单的"看"到复杂的主动交流和社交活动等。

（2）要求孩子必须对每个指令做出反应。每个行为单元的教学（从一对一开始）都是通过"发出特定的指令（刺激）—要求孩子对指令做出正确反应—对孩子的正确反应给予强化（奖励）"这样一系列元素的操作来进行的，必要时可以给予一些辅助（提示）让孩子做出正确反应。

（3）孩子的错误反应不能得到奖励，即不能被错误地强化。例如孩子发脾气、自伤等行为，则不能得到奖励，同时还应对这类错误的行为进行系统的分析，寻找并确定到底是什么原因造成了这些行为的出现，加以纠正。

（4）同一课题项目的训练要重复很多次，直到即使在没有老师／监护人的任何指导和辅助下，孩子也能做出稳定而且正确的反应为止。

（5）教学计划是针对每个孩子的不同特点而个别化设计的，即个别教育计划（individualized education program，IEP）。

（6）孩子从"一对一"训练开始，逐渐扩展到接受"小组课"和"集体课"等。

（7）将辅助作为教学的一个重要元素加以运用。辅助可以促使标准反应的出现，但辅助的消失更为关键，目的是让儿童能够独立地做出正确的反应。

三、应用行为分析教学法的特点

1. 行为（任务）分解

该方法把个体的复杂行为（任务）分解成小单元行为（任务），也就是简单行为（任务），通过回合式操作教学法教授小单元行为（任务），然后再通过训练慢慢把复杂的行为（任务）复原。例如：洗手、扣扣子等。针对孤独症儿童相对复杂的生活自理行为，可通过这种分解（拆解）后再复原的程序进行训练。

2. 个体化

使用应用行为分析教学法时，针对不同程度的孤独症儿童，应从哪一个小单元行为开始教授，从哪一个复杂行为开始教授也不尽相同。

3. 教授重要的行为

教授的应该是具有功能性的行为，也就是在行为的选择上，应选取对改善儿童社交沟通等核心症候相对"重要"的行为。

4. 教授正确的行为（正性干预的方法）

在教学中注重在训练过程中教授正确的行为，尽量不让儿童有出错的机会；在实践的操作过程中，可通过及时给予提示的方法教授儿童正确的行为。

四、应用行为分析教学法的基本操作方法：任务分解技术

任务分解技术，即分析儿童学习某种行为所需要的每一个步骤和环节，然后对每一个步骤或环节进行单独训练，最后达到对整体行为执行的掌握。

1.任务（行为）分解

将一个任务（行为）分解成一系列的单元行为或步骤，还可以将每一个单元行为继续分解为下一个级别的行为，这样逐级将一个行为拆分为更小的有先后顺序的行为链；强调各步骤要按照一定的顺序进行，使用连锁法就是这一原则的体现。常用的连锁法包括前向连锁法及后向连锁法。以洗手为例，洗手这个行为可以大致分解为"开水龙头→洗手→关水龙头→擦手"这样一个由四个步骤组成的行为链，先训练开水龙头，再分别训练洗手、关水龙头，最后训练擦手的方式，即由前向后的前向连锁法。反之，先训练擦手，再训练关水龙头、洗手，最后训练开水龙头的方式即由后向前的后向连锁法。

2. 步骤分析

在教授儿童学习一个单元行为或步骤时，我们需要根据他的能力将任务（行为）分成不同的阶段，如在做洗手这个行为的任务分解时，第一个步骤为开水龙头，我们需要根据儿童的能力进行任务（行为）设定。如果儿童不认识水龙头，那认识水龙头则是第一阶段需要完成的任务；当儿童认识水龙头后，则需要评估儿童是否具备拧开水龙头的能力，若儿童不能完成"拧"的动作，则需要训练儿童做"拧"的动作，而后完成拧开水龙头的任务。根据儿童的能力将每个任务分阶段完成，直至其能独立完成一个分解任务。

3. 被训练者分析

在任务（行为）分解之后，对照具体的任务来分析被训练者（儿童）完成这个任务时的强项和弱项。需要确定儿童已经会做哪些步骤，需要进一步学习的行为步骤是什么，训练者可能需要给予的辅助有哪些，判断儿童可能存在的困难是什么，在能力、兴趣、行为、习惯等方面是否存在影响完成任务（行为）的因素，应如何解决等。

五、应用行为分析教学法的基本操作公式：回合式操作教学法（DTT）

1962 年美国加利福尼亚大学洛杉矶分校心理系的洛瓦斯教授基于巴甫洛夫的经典条件反射原理和斯金纳的操作性条件反射原理，逐渐完善并建立了一套科学合理的教学方法。在不断的实践操作过程中，逐渐演化成四步纠错法，即示范—提示—转换—重复，归纳而言，就是要即刻指出错误，并示范正确行为。回合式操作教学法，是 ABA 教学法的具体教学操作方法和核心。DTT 又称为分解式操作法，就是把整个目标行为单元分解为一个个小的行为单元，然后对这些小的行为单元进行逐一训练，再把每个小的行为单元依次连锁起来，直到最后完成整个目标行为单元。

1. DTT 的五元素

指令（刺激）、辅助、（孩子）反应、结果（强化）、停顿。

2. 操作公式

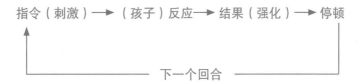

指令（刺激）——→（孩子）反应——→ 结果（强化）——→ 停顿

下一个回合

3. 发出指令后可能出现的三种反应及相应处理方式

（1）正确反应→强化→停顿→下一回合。

（2）无反应→辅助→正确反应→强化→停顿→下一回合。

（3）错误反应→无强化→停顿→重发指令→及时辅助→

正确反应→强化→停顿→下一回合。

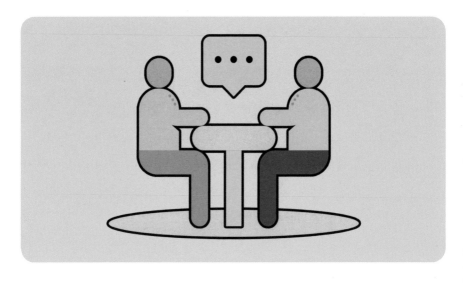

（一）指令

1. 指令的概念

指令就是让孩子做相应的事情时所出示的相关的刺激，如让孩子拿杯子，出示相关的指令（刺激）"拿杯子"。

2. 指令的分类

指令分为语言指令和非语言指令两种。语言指令就是使用口头语言做出相关的命令、口头提问等；非语言指令就是使用肢体性语言，如手势、动作等，来发出指令。

3. 指令的意义

指令能让孩子理解别人的意愿，建立起自己与别人之间存在相互关系的意识。

4. 指令的原则

（1）统一性。

在教授孤独症儿童时，要保持指令一致，以便于让孩子准确理解指令。但在后期，随着干预的深入，要根据孩子掌握的程度及时对相关的指令做出因时因地的调整，以帮助孩子将所学到的技能进一步泛化。如想要发出让孩子拍头的指令，可以每次都说"拍拍头"，即保持一致，而不是一会儿说"你的头在哪里"，一会儿说"请告诉我头在哪里"等。初始指令越简单明了，孩子就越明白要做什么。经过一段时间的训练，孩子有所进步后，指令可逐渐复杂起来，最终泛化过渡到自然的生活用语。

（2）不重复性。

如果发出指令后，孩子没有反应，可给予辅助，待孩子完成一个回合后，再发出下一个指令。如此的目的就是让孩子知道我们的言语是有意义的，必须建立孩子对指令做出反应的意识，否则，可能会出现训练者一直在说，而孩子根本没有反应的现象。

（3）与强化结合使用。

当孩子做出正确反应时，给予结果（强化），促进他下次的正确反应及早出现。

（4）明确预期反应。

发出指令之前要有明确预期，知道孩子要做什么，只有我们知道指令的内容和预期反应，孩子才可能明白。因此，我们要有明确的目标，才能运用相关指令去达到相关的目标。

5. 指令的技巧

（1）及时、适时。

在孩子注意力集中的时候发出指令，在适合的时间发出指令，如孩子和老师一起吹泡泡互动时，老师可适时地发出相关指令，如说"看着老师"。

（2）准确、扼要。

指令不要太复杂，要短而简单。如当一个孩子只能理解简单的名词和动词时，妈妈却对孩子说"把桌子上那个红色的球拿给我"，那么，这个指令就显然超出了他的理解水平，孩子做不出正确的反应，也是自然不过的事。正确的指令要准确且简明扼要，如"拿球，给妈妈"等。

（3）逐一（步骤）指令性。

在日常生活学习中有必要发出逐一分解指令。比如：对一个正常发育的孩子来说，妈妈说"去洗脸"，孩子完成了"去洗脸"一系列的动作之后，会从盥洗室走出来。这是一个完整的对于指令"去洗脸"的反应。但对于一些孤独症儿童而言，初始在完成诸如"去洗脸"连贯性行为动作时存在困难。应基于不同孤独症儿童的基础能力，根据 ABA 教学法的任务分解技术，将"去洗脸"的目标行为加以分解后，再逐一发出指令，如打开水龙头、洗脸、关水龙头、擦干脸等这些分步骤的指令。

（4）可实现性。

发出的指令要在孩子的能力范围之内，这样才会得到正确的反应。

（5）不要附加任何条件。

在发出指令，孩子做出正确反应后不能再提其他附加的指令，如发出"拿瓶子"指令，孩子做出正确反应后，没有予以结果（强化），反而再要求孩子将瓶子打开等。

6. 注意事项

（1）所安排的干预环境应单一，干预的目标应明确，避免不必要的其他刺激。

（2）认真观察孩子的反应，给予及时、必要的辅助。

（3）要根据孩子当前的实际能力发出语言／非语言指令，方式恰当。

（4）当孩子没有正确反应时应做到以下几点。

A. 首先要保持镇静，不要着急，更不要和孩子怄气。

B. 对孩子的不适当反应予以忽视。

C. 平静地对孩子说"不行，再做一次"（视孩子的具体情况而定）。

（二）辅助

1. 辅助的概念

辅助又称提示，是应用行为分析法体系中一个重要的概念，所谓的辅助就是一种附加刺激，被使用在有意识引发正确反应的过程中。

回合式操作教学法辅助的操作演示如下。指令（拿苹果）→反应（如不听指令）→开始下一回合→指令（拿苹果）→直接辅助→反应正确→给予奖励（反应得到强化）。

2. 辅助的种类

（1）身体辅助。

通过身体辅助的方式让孩子完成正确反应，如通过辅助让孩子完成指认、配对、分类等课题；手把手帮助孩子完成一些粗大动作、精细动作等；用手接触孩子的脸、唇、下颚来帮助孩子学会发音；在控制孩子不良情绪行为（攻击等）时，使用相关辅助（抱住他的身体、握紧他的手）也非常有必要。相关辅助可包括完全的身体辅助和部分的身体辅助，部分的身体辅助如接触孩子的手腕、手肘、手背等。

（2）动作示范。

动作示范是出示的一种参照，就是把动作做给孩子看，把语音词语说给孩子听，把动作的过程演示给孩子看，让孩子模仿学习。

（3）方位（环境）辅助。

方位（环境）辅助是把需要孩子注意的物品放在明显、突出的位置，如发出指令"喝水"，辅助为把水杯放在离孩子很近的桌面上。

（4）视觉辅助。

视觉辅助是利用某些媒介引导孩子去看学习目标，也是结构化教学中的主要部分，主要有两种方式。第一种为符号辅助，如让孩子在画了虚线和实线的纸上把虚线画成实线，可用箭头指示孩子应该画哪一条线；第二种就是实物、图片、文字等辅助。

（5）手势辅助。

手势辅助是用手势动作（指点、示意等）帮助孩子做出正确的反应。

（6）语言辅助。

语言辅助是用说的方式给予提示，如用语言补充或描述指令，告诉孩子应做出的正确反应；在语言刺激中给出全部或部分正确答案。

3. 辅助的技巧

（1）及时。

辅助要及时，以帮助孩子建立自信心，产生兴趣并体验成就感。

（2）反差。

改变刺激物与其他物品的反差程度，比如大小、多少、粗细等，以诱导孩子做出正确反应。

（3）尽量避免出现习惯性下意识的辅助。

在完成指令的过程中，避免出现一些习惯性的动作，如在指认图片时，发出指令的同时，家长下意识地将正确的图片向孩子的方向推，孩子便不需要自己辨别就能指认正确的图片。

（4）辅助与强化相结合。

注意在辅助孩子做出正确反应后给予其夸奖。

4. 使用辅助应注意的问题

恰当地使用各种辅助的技巧，不仅涉及以上各种不同形式的辅助操作，还涉及是否及时给予辅助，并奖励不依赖辅助的行为，这些辅助措施可使孩子尽早独立学习并完成任务。以下是使用辅助时应注意的主要问题。

（1）及时给予辅助。

（2）尽早撤除辅助。

（3）特别奖励不依赖辅助的行为。

（4）避免出现习惯性、下意识的辅助。

5. 无错误教学

无错误教学是一种辅助方法，可以将孩子的错误反应率降到零或趋近零。

（1）操作步骤。

初始回合：发出指令（0秒等待辅助）→正确反应→强化。

转下一回合：发出指令（2秒等待辅助）→正确反应→强化。

转几个容易的回合或课题（完成孩子已能熟练做到的指令）。

探测回合：重复初始回合的指令（2秒等待辅助）→正确反应→强化。

（2）纠错过程。

发出指令（立刻予以辅助）→正确反应→强化。

发出指令（立刻予以辅助，但逐渐降低辅助的程度）→正确反应→强化。

转几个容易的回合（完成孩子已能熟练做到的指令）。

发出指令（2秒延迟辅助）→正确反应→强化。

注意：在进行延迟辅助时需要逐步、缓慢地减少对孩子的帮助，同时保证正确反应发生；若孩子在2秒内仍没有反应，则仍然需要予以其辅助，且保证正确反应发生；若错误则进入纠错回合。

6. 操作实例

辅助主要用来帮助孤独症儿童在适宜的时间内做出正确反应。辅助是在呈现指令（刺激）之后，在反应发生之前或发生之中所给予的刺激。它们有助于正确反应的发生，并使得训练者能够在儿童做出正确反应后提供强化。下面我们来看一个在语言教学中使用 ABA 教学法的辅助和辅助消退的例子。

咪咪可以注视老师出示的卡片，也能够进行简单仿说，针对她的教学目标是命名物品。老师举起一张"香蕉"的卡片，但咪咪没有反应。老师马上说"香蕉"，咪咪也跟着说"香蕉"，老师马上说"真棒！"并给予咪咪零食作为强化物。

老师读出卡片上的单词，这是一种语言辅助。卡片上的香蕉是刺激，咪咪能读出这个单词就是做出了正确反应。语言辅助能帮助咪咪在香蕉卡片出现时做出正确反应，但是咪咪必须在没有辅助的情况下正确地读出单词。为了达到这个目标，老师开始逐渐减少语言的辅助。

当再次练习命名物品的时候，如果咪咪不能读出某个单词，老师只说出这个单词的第一个字作为语言辅助。如老师再次举起"香蕉"的卡片，咪咪不能正确说出"香蕉"，老师就读出"香"，咪咪则说出整个单词"香蕉"，老师则对每次正确的反应都称赞并给予强化物。

经过几次练习后，当老师出示"香蕉"的卡片时，咪咪能说出"香蕉"，且不需要任何语言辅助了，即辅助消退。在这个例子中，老师分三步使用辅助。第一步，老师出示卡片，并马上说出整个单词；第二步，老师出示卡片，只说出单词的前半部分；第三步，老师出示卡片但不再说什么，并等待孩子做出反应。每一步都在逐渐地去除辅助的作用。

在教学过程中，老师先提供了较大程度的语言辅助，帮助孩子学习新的单词，再提供较小程度的语言辅助，以鼓励孩子回忆并主动命名物品。

当我们使用不同类型的辅助时，其辅助程度由大到小依次为：身体辅助、动作示范、手势辅助、语言辅助等。有时候，我们希望孩子能在最少的帮助下完成任务，也会先提供较小程度的辅助。例如，在某次自理能力的教学中，老师想要让咪咪在下课的时候收拾自己的玩具。咪咪的目标行为是听到老师说"收拾玩具"时，把拼图放进柜子里。

老师起初只提供辅助程度最小的语言辅助，只有在必要的时候才给予更多的辅助。当老师发出指令"收拾玩具"时，老师首先提醒："咪咪，把拼图放进柜子里。"如果咪咪在 5 秒内没有做出反应，老师便重复"咪咪，把拼图放进柜子里"，同时进行手势辅助，用手指着拼图和柜子。如果咪咪在 5 秒内还是没有反应，老师便会在重复语言辅助的同时收拾部分拼图，以示范正确的行为。如果咪咪仍然不能做出正确的反应，老师就会在进行语言辅助的同时提供身体辅助，握着咪咪的手让她把拼图放进柜子里并称赞她。

在下一次教学时，老师会重复这些步骤，直到咪咪做出正确的反应。通过不断尝试，咪咪可以在身体辅助之前，到动作示范之前，到老师用手势指出拼图和柜子之前，直到最后咪咪不需要辅助就可以做出恰当的反应。当需要的辅助程度越来越小的时候，辅助就被逐渐去除了。

（三）强化

1. 强化的概念

所谓强化，从其最基本的形式来讲，指的是对一种行为的肯定或否定的结果（奖励或惩罚）。根据强化的性质和目的，强化可分为正强化和负强化。

2. 强化的意义

强化的意义主要是提升孩子的成就感和胜任感，使其体验与人交往的快感。强化可分为外在强化和内在强化，外在强化是手段，内在强化是目的。

3. 强化的原理

强化同样是根据斯金纳的操作性条件反射原理而来的，包括刺激、反应、强化。刺激就是我们所发出的指令。反应有正确反应（response correct，RC）和错误反应（response incorrect，RI）。在实际操作运用中我们会根据这两种情况给孩子进行强化。

指令（刺激）→正确反应（RC）→强化。

指令（刺激）→错误反应（RI）→无强化。

RC：正确反应/适当的行为/所期望的行为→给予强化。

RI：错误反应/不适当的行为/非期望的行为→不给予强化。

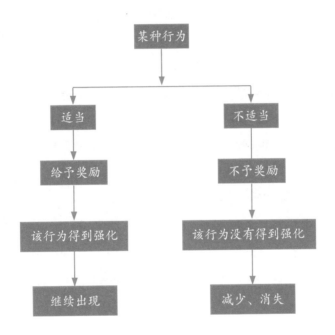

4. 强化的分类

根据强化的动力来源分为以下两类。

（1）外在强化（外界的奖励性刺激，如夸奖、食物等）。

（2）内在强化（来自孩子本身的奖励性刺激，如愿望、兴趣、对社会规范或规则的自觉认可等）。

根据操作学原理分为以下两类。

（1）正强化：给予行为发生者一种奖励性的刺激。为了建立一种适应性好的行为模式，运用奖励的方式，使这种行为模式重复出现，并保持下来。例如企业对积极提出合理化建议的职工颁发奖金等。

（2）负强化：减少或去除针对行为发生者的厌恶刺激，为了去掉一个坏习惯并引发所希望的行为而使用。例如企业不允许员工在工作时间打个人电话，而一个员工有这种习惯，当这种行为一出现该员工就会受到指责，一旦该员工停止这种行为，就应立即停止对他的指责。

根据强化程序分为以下两类。

从强化程序来看，强化主要有两种类型：连续的和间断的。连续强化程序是指每一次理想行为出现时，都给予强化。间断强化程序并不是对每一次理想行为都给予强化，中间有些间断。但应该注意的是，为了保证行为能够重复，强化的次数也应是充分的。

（1）正强化。

1）正强化的概念。

正强化就是通过奖励性的刺激，促进正确行为反应的增长。

奖励物一般可分为两大类：原级强化物（非社会性强化物，物质奖励如食物、玩具等）和次级强化物（社会性强化物，精神奖励如给予表扬，说"真棒""对了""真乖"等）。原级强化物是指满足人基本需要的物品与活动，而次级强化物是令人精神愉快的一种刺激。如果原级强化物和次级强化物配合使用，那么最后出现的强化物将成为最主要的正强化物。

2）使用正强化时应注意的要点。

一是孩子喜欢的东西才是有效的强化物。

二是如果以食品作为正强化物，则一定要选用很快就能消耗掉的食品，如薯片、山楂片等。

三是原级强化物和次级强化物配合使用。

3）正强化的使用技巧。

第一，及时、夸张。

当孩子做出所预期的反应时要马上给予强化，并且做到语气、动作、表情夸张，用强调的口气，大声说如"哇！真棒呀！"，以及做出拥抱和抚摸等动作。

［例］

老师："拍拍手。"

孩子拍手。

老师："真棒呀！"

注意：奖励一定要及时。正确行为出现后，要在 1 秒钟之内给予孩子奖励。孩子的行为和老师的奖励几乎要同时发生，随着教学训练的进展，老师可以延缓强化。

及时是因为孤独症儿童不知道前后两者之间的联系，所以要及时奖励，让孩子知道事物之间是有联系的。

当然，训练过程中夸张技巧的使用是有其局限性的。当孩子理解了夸张后，就不一定适用了，一般仅限于初期使用。有的孩子不适用夸张技巧，如声音大、动作夸张，孩子会以为是要打他或训斥他，训练过程中要注意使用任务分解技术当中的"被训练者分析"技术，及时发现这些不适用夸张技巧的孩子，实时加以改进，做出调整。

第二，判断准确。

对孩子的反应做判断时应注意孩子的行为不能附带其他行为。

[例]

老师："拍拍手。"（预期反应：标准动作）

孩子拍手。

老师："你真棒！"

［例］

老师："起立。"（预期反应：站好）

孩子站起来以后跑了。

老师不应给予强化。

注意：

A.注意孩子的行为不要附带其他行为。

B.根据孩子的能力，掌握好孩子的预期反应。

C.辅助要及时。

第三，创造机会。

可以创造许多用以奖励孩子良好行为的表现方式。

方法：运用辅助，及时调整与转换目标。

A.当你正在进行训练的目标课题比较难时，则在回合式操作中，穿插孩子容易做到的简单课题，给孩子制造一个能够得到强化的机会。

B.进行新目标课题时，应当及时给予辅助，降低孩子出现错误反应的概率，增加强化的机会。

C.当孩子不能完成课题时，适当降低目标课题难度，为孩子创造成功的机会。

［例］

a.将孩子喜欢吃的食品分成很多小块,营造愉快的教学气氛。

b.进行物品辨别时，把要学习的物品放在靠近孩子惯用手的位置，便于孩子做出正确反应。

c.对于一个新学的指令，如拍手，直接给予辅助，给孩子创造成功的机会。

第四，契约兑现（没有任何附加条件）。

契约兑现就是我们所说的"实现承诺"，提前告诉孩子在什么情况下才能得到强化物，消除孩子心中的疑虑，防止孩子不配合；奖励时不能有任何附加条件。

注意"承诺"与"贿赂"的区别：

"贿赂"是在孩子不配合时所给予的，是为了让孩子停止当前哭闹的行为，安静下来。

［例］

a.预先告知孩子强化物（如玩具汽车）是什么，要求他做完一个指令，只要他按要求完成就及时把强化物给他。

b.契约兑现的反例：当孩子上第一节课时，家长就向孩子承诺"表现好的话，上完课我们就回家"，但其实还有两节课没上，这样孩子等待的时间过长，契约在短时间内无法兑现。

第五，坚持原则。

坚持原则是正强化里面很重要的一点，是指在操作中要明确自己的目标，并且一定要等其达到之后再强化。使用的过程中应注意明确的预期反应，对孩子的错误反应或不适当的行为坚决不给予强化，但是预期目标也不能设得太高或太低，应该根据孩子的反应适当地调整。

[例]

在教孩子拍手时（孩子之前有过正确反应），如果在这个回合中孩子只是把手举起而没有拍手，则不应该得到强化物。

第六，持之以恒。

持之以恒是指正强化的运用必须贯穿于整个训练过程，而不是某一阶段。应注意要坚持的是正强化这种方法而不是某一种强化方式；并不是只有在给孩子上课的时候才要坚持用正强化，在生活当中也应该坚持适时夸奖及鼓励孩子。

第七，说明原因。

说明原因是指强化孩子正确行为时要向孩子说明并让他了解他为什么会得到强化物。在说明原因的时候应注意要尽可能地具体化。

［例］

教孩子一个一步指令"拍腿"，孩子做对以后要告知孩子"因为你拍腿了，所以老师奖励你玩／吃××"。

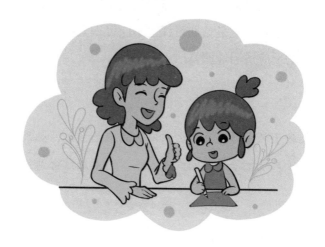

意义：帮助孩子理解自己为什么被奖励了，且领略到与其他人交往的乐趣。

（2）负强化。

1）负强化的概念。

负强化也称阴性强化，是通过减少或去除针对行为发生者的厌恶刺激，来增加预期反应在将来发生的概率，即减少或取消厌恶刺激来增加某种行为在以后发生的概率。

斯金纳认为人或动物为了达到某种目的，会采取一定的行为作用于环境，当这种行为的结果对他有利时，这种行为就会在以后重复出现；当这种行为的结果对他不利时，这种行为就减弱或消失。人们可以用这种正强化或负强化的办法来影响行为的结果，从而修正其行为。负强化是积极行为预期增加或者已经增加，为了巩固那些已经增加的积极行为，撤销原来的那些针对被训练者的惩罚。负强化的方法包括撤销批评等，有时恢复减少的奖品也是一种负强化。

2）负强化的使用前提。

在实际操作中当正确行为出现时，就立刻移去孩子不喜欢的刺激，而当不正确的行为出现时，孩子不喜欢的刺激就会立刻又出现。

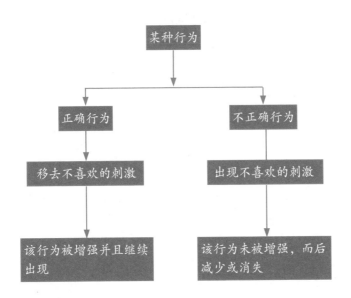

3）负强化的使用技巧。

一般我们在进行负强化时，要反复地说明原因，让孩子知道为什么要进行负强化，哪里做错了。当正确行为出现时，就立刻移去孩子不喜欢的刺激。正常情况下，我们一般是不选择负强化的，除非孩子某一行为发生后，后果影响是严重的。不管作为老师还是家长，合理地运用负强化，要注意做到以下五点。

第一，赏罚分明。

在整个训练中，对于孩子的反应我们要给予明确的奖励。

［例］

老师："拍拍手。"（预期反应：标准动作）

孩子拍拍手（标准）。

老师："你真棒！"

［例］

老师："拍拍手。"（预期反应：标准动作）

孩子把地上的教具踢飞了。

老师不给予孩子奖励，同时让其将踢飞的教具收拾好。

第二，贵在坚持。

孩子特别不爱吃某种食物时，可把盛有该食物的汤勺放到孩子的嘴边，如果孩子能用社会可接受的方式，如摆摆手、摇摇头、语言表达等，表达不想吃或拒绝吃的意图，就把汤勺、食物撤掉；如果他没有这样的行为，而是哭闹、尖叫时，就继续放在他的嘴边。一个行为的建立需要一定的时间。

第三，反复提醒（给予诱惑）。

有时孩子会忘记我们给予他的不愉快的经历，而继续做出非期望行为，这时我们就需要反复地提醒他。例如孩子很想要桌子上的饼干，但他在地上打滚，这时我们将饼干收走并告诉他原因。过一会儿我们再将饼干拿到他面前并告诉他"因为你打滚，所以饼干是没有的"，再次将饼干收走。如他再次出现打滚行为，则反复将饼干拿到他面前，告诉他原因后再收走，达到反复提醒的功效。

第四，与正强化同时使用。

当孩子的错误行为消失，正确行为出现时，我们要及时奖励他的新行为，使这一行为继续下去。例如孩子每次想小便时都说"洒水了"，在进行干预后，孩子说了"尿尿"，这时我们要及时强化，让他去小便。下次孩子想小便时可能就会说"尿尿"了。

第五，说明原因。

有时孩子不明白我们为什么给予他不愉快的刺激，所以我们要对我们的行为进行解释。例如孩子哭着找妈妈。我们可以对他说"因为你哭，所以妈妈走了"。在孩子不哭时再让妈妈回来，在这个过程中我们之前说的话，就是在说明原因了。

意义：帮助孩子建立"因果关系"感，提高自我控制能力。

负强化的意义在于帮助孩子建立是非感，提高自我控制约束能力，其目的也是增加正确行为出现的可能性。预先告知孩子某些不符合要求的行为可能带来的不利后果，来促进其按照要求行事，以便减少或消除某种不愉快的情境，从而使孩子改变后的行为再现和增加。

4）使用负强化时应注意的要点。

一是必须与惩罚配合使用。

二是必须应用于良好行为的建立。

三是负强化若想收到预期效果，必须建立在客观一致的情况下。

四是负强化同样要求具有及时性，即不能在孩子行为改善一段时间后，才撤销之前给其的相应惩罚。

（3）正负强化的使用。

第一，制造正面效果和负面效果的反差。

［例］

当孩子出现非期望的行为时，我们给他特别讨厌的结果，帮助其减少错误行为。当正确行为出现时，我们则立刻给他特别期望的结果，这样孩子会继续展示我们期望的行为。

第二，原则：学习新东西时多使用正强化，巩固已学会的东西时可以使用负强化。

（4）如何判断什么是需要被强化的行为。

在日常生活中，我们常会忽视一点，当孩子的行为出现时，作为家长和老师，我们应该正确判断孩子的行为是否应该被强化。那么如何判断什么才是应该被强化的行为呢？

从家长的角度出发：我希望该行为继续出现，则给予强化；我希望该行为减少或消失，则不予强化。

从孩子的角度出发：我的行为继续出现，因为你强化了我；我的行为减少或消失，因为你没有强化我。

5. 强化物

（1）强化物的概念。

在 DTT 操作中用来对孩子正确行为进行奖励的物品或活动叫强化物。强化物的特点是多样性，即凡是对孩子能起到鼓励作用的事物，都可以成为强化物。

（2）强化物的形式种类。

根据形式强化物可分为两种：原级（初级）强化物和次级（高级）强化物。

原级（初级）强化物——直接或间接地与孩子生理需求有关系的强化物，如食物、饮品、依恋物品、亲抚等。

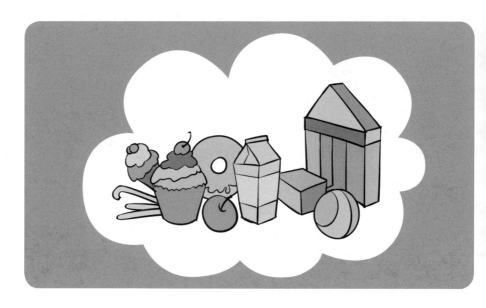

次级（高级）强化物——非直接或间接地与孩子生理需求有关系的强化物，大致归为以下四种。

1）社会性强化物（鼓励、赞扬的表情、动作和语言等）。

2）活动性强化物（用孩子喜欢的活动作为强化物，如玩蹦床、听音乐等）。

3）象征性强化物（分数、小红花、小红旗、代币制等）。

4）内在强化物（愿望、兴趣、对社会规范和规则的认可等）。

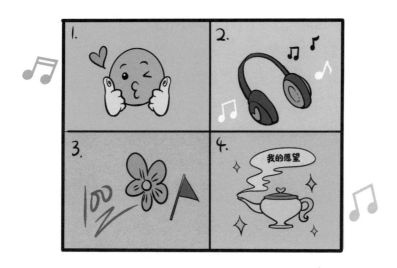

（3）强化物的选择和使用原则。

具有鼓励性是选择强化物的根本原则。同时需要注意如下方面。

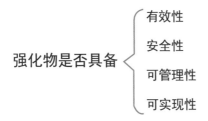

强化物的使用原则主要有以下四点。

1）初级强化物与高级强化物同时使用。

2）高级强化物在初级强化物之前使用。

3）高级强化物逐渐替代初级强化物。

4）避免过度强化。

注意：当你给予孩子太多初级强化物或强化物太单调、缺乏变化时，强化物可能失灵。

（4）如何寻找有效的强化物。

1）提前准备丰富的强化物以供选择。

2）适当培养孩子对一些强化物的兴趣（发展潜在的强化物）。

3）让孩子自己选择。

4）学会观察孩子的一言一行。

（5）强化频率及注意事项。

根据强化物的使用频率，我们把强化分为两种：高频强化和低频强化。高频强化一般是有固定比率的，如我们可将比率设定为1：1，即对孩子每一次正确反应皆给予一次奖励。低频强化是可变化比率，即在孩子数次正确反应后才给予一次奖励。

1）高频强化。

对孩子的每次正确反应都给予强化，即高频强化。

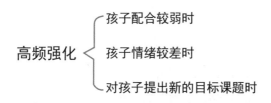

2）低频强化。

如在一段时间内只给予一次强化。我们要更多地注意巩固和保护孩子已经习得的能力，将强化的频率降低，由"连续强化"改为"间断强化"，把孩子置于"局部奖励方案中"。

低频强化 {
　孩子能够较好地配合时

　孩子情绪较好时

　与孩子进行他所喜欢的活动时

　课题难度不大或孩子已经可以独立完成时
}

3）强化频率的变化。

强化频率是处在不断变化当中的，可以由高向低，也可以由低向高变化。我们要根据不同孩子的情况和教学内容来制订更合适的强化方案。

强化频率 {
　孩子持续正确反应且情绪稳定则强化频率继续调低

　孩子的正确反应有回落或者情绪有波动则强化频率调高
}

4）强化物的转换。

要尽可能快地将强化物从食物转换为那些尽可能普通和自

然的物品或次级强化物，例如"对""好"等鼓励的话语。孩子的行为会提示你应该如何转换，当你停止食物强化，他的正向行为减少时，则恢复使用食物强化。

5）强化物因人而异。

找到适合"这一个"孤独症儿童的特殊强化物，会使我们的训练迅速显效。

注意：通过强化频率的变化，可以看到孩子配合能力及自我控制能力的变化。

（6）强化的宗旨。

强化的目的不是让孩子对强化物感兴趣而去玩、去接纳，而是让孩子掌握某种适应性技能。当孩子刚接触难度较大的课题时，我们可以进行密集性强化，但当孩子熟练掌握技能后，我们要慢慢撤销强化，延长强化的时间。一味地强化很容易增加孩子的刻板性，当没有强化物时他就会什么也不做。孩子不是因为喜欢而去学习适应性技能，而是因为掌握这些技能后可以尽早脱敏（撤销强化），掌握适应性技能并能运用于生活中才是强化的宗旨。

（四）泛化

1.泛化的概念

泛化又称类化，它是指个体能将学习到的技能在不同的环境当中进行大致的或类似的转换。孤独症儿童在学习时常会陷入一个非常具体或特定的环境中，难以适应在不断变化的环境中学习。而孩子只有在不同的环境及不同的条件下都能运用某一种技能，我们才能认为孩子的确已经掌握了该技能。因此，泛化是 ABA 教学法训练中一个非常重要的概念和方法。一旦一种技能在一个环境中被教会，就要将它转移到变化的现实生活环境（如材料、处所、时间、人员等）当中进行泛化。泛化关系到训练最终的有效性，即可以确定行为的改变是因为孩子学到了东西。要使一个教学方案有效，就要系统地进行泛化。

2.泛化的分类

泛化通常可以分为刺激的泛化和反应的泛化。

（1）刺激的泛化。

刺激的泛化是指在一个环境中学会的行为，以后在其他的环境中也能表现出来，尽管这些环境并没有包括在教学计划中。一种行为是否能泛化到各种不同的环境中，在事先是不知道的，有时能够预测，有时却不能。如果孩子表现出泛化困难，就需要想办法去推动孩子进行泛化。

以下几种方法可以帮助你推动孩子将已学会的行为进行泛化。

1）在不同的环境中训练。

如果你的孩子只在一个地方（如学校／训练中心）做训练，没有在其他地方（如家里）学习的经验，那么环境变化后他可能会呈现行为表现上的差别，则可能不具有将之前已学的技能泛化的能力。

为了避免这种情况的出现，要注意在不同的地方进行训练。在学校／训练中心教的课程内容，在家里也应该同时进行巩固。

2）由不同的老师上课。

由多个"重要的成人"参与教学是非常关键的一点。

在教授孤独症儿童时经常出现的情形是：孩子跟老师在一起时表现得很乖，学习得也很好，但跟父母在一起时却表现得很差；或者一个一直由父母训练的孩子，到了幼儿园／学校则无法跟老师学习。

因此，孩子身边所有的成人如有可能都要介入训练。跟一定数量的成人学习之后，孩子对成人的"区别对待"就会被打乱，新学会的技能也就因为能够适应不同的人群而得到泛化。

3）将刺激物共同化。

至少在开始训练的阶段，将家里和学校／训练中心的教学

环境布置得相似，会很有帮助。如在家里也使用孩子在学校 /
训练中心使用的教具；尝试将家里的用餐环境布置得与学校 /
训练中心的接近（如在餐桌上铺上与学校 / 训练中心一样的台
布）；如果孩子在学校 / 训练中心有比较合得来的伙伴，尝试
在适当的时候将他们带到家里来与孩子一起玩耍；孩子上学
之前，在家里模拟学校 / 训练中心的场景，这样可以使孩子较
容易适应学校 / 训练中心的环境。

4）采用相同强度的强化方案。

如果孩子的一个行为反应在家里得到比较"稠"（连续的）
的强化，而他到学校 / 训练中心后，却一下子受到很"稀"（间
断的）的强化，该行为的泛化可能就相对困难，所以应采用相
同强度的强化方案。

（2）反应的泛化。

反应的泛化是指通过只训练一个行为引起更多（或总体）
的行为变化，即通过教一个或一些有限的行为，引起孩子更多
附带的行为改变。

以下是使反应的泛化达到最大化的一些建议。

1）让孩子学会交流性反应。

建立并加强那些可以帮助孩子有效地得到他想要的东西的
语言因素。例如，初始时让孩子学会那些对他表达要求有直接
帮助的词（如饼干、果汁、打开、不做了、游泳等），要比让

孩子学会称呼一些概念（如鼻子、耳朵、绿色等）更有用。因为功能性语言能够更有效地避免"乱七八糟"的行为，如自我刺激和暴躁型情绪之类，因为导致这些行为的一部分原因可能是孩子不能适当地表达其意愿。

2）让孩子学会一些实用的自我帮助技巧。

自我帮助技巧就是我们常说的生活自理行为，它能够帮助孩子增加自我满足感或得到一些想要的东西。如孩子会打开门，脱掉湿了的内裤，热的时候脱掉厚的外衣，或者能够骑着自行车很方便地到一个他想去的地方，等等。

3）让孩子学会怎样玩耍。

对一些不适当的自我刺激方式来说，某些玩耍活动是较适当的替代活动。例如，一个孩子总是旋转他所看到的一些东西（如烟灰缸、茶杯、盘子等），如果孩子的能力许可，可以利用他的这一点"喜好"，尝试教他做相关的"陶艺"，这样可以避免孩子不适当的自我刺激行为。同样，跳舞对于喜欢摇晃身体的孩子可能会有帮助，以此类推。

4）让孩子学会服从。

一旦获得了对孩子两种以上行为（如"坐下""站起来""关上门"等）的控制，孩子对你的服从能力就会自动地提高。重要的一点是要注意到，在这类反应的泛化上，每个孩子的具体情况都有所不同。例如，某个孩子学会了在几种行为上对你服从后，就已经证明了他的"泛化服从"能力了，即控制几种行为后你就可获得全面的控制；但对另一些孩子来说，可能还表现不出服从性的泛化，则他们需要更多的训练。

5）让孩子提升观察性的学习能力。

在一些方面，你应该教孩子学习观察一个过程，即仅通过观察别人的动作完成由一系列动作组成的活动。

6）让孩子学会新的社会反应。

在你建设性地介入孩子的生活的过程中，你作为一个介入者传达的是使孩子满足还是厌恶的信息，在这个意义上，你这个人就具有了奖励或是惩罚的性质。换句话说，大人对于孩子来说具备了更大范围上的控制性，孩子的行为就像一张白纸，可以在大人还没有给予明确的塑造时，得到进一步的塑造。新的行为会在更多的非正式（非训练）情况下建立起来。

7）让孩子建立内在的强化。

当孩子能够从一个活动或行为中区别出（注意到）所蕴含的奖励性时，你的训练就取得了最大的效果，即孩子有了最大的收获——获得内在的强化。尚不知道有哪些方法可以很好地帮助孩子建立内在的强化，但至少要让孩子积极地经历几次这样的活动。尽管对内在的强化的获得过程还知之甚少，但有实例说明它是存在的。如果你在教一组还未学会说话的孩子模仿你的发音时，其中的几个孩子自动地有了模仿的能力，而开始"鹦鹉学舌"，这就是说，即使没有明确的强化鼓励，他们也会一直模仿大人说话。模仿发出的声音本身就在强化他们自己，这时模仿活动本身已成为强化物，即可能建立了内在的强化。

3. 泛化的分级

泛化可分为五级，具体如表 1.1 所示。

表 1.1　泛化的分级

五级泛化	内容	改变的因素	不变的因素
一级	①基础学习 ②可以在不同的人物间进行泛化，完成该项任务	训练者	指令、环境、时间、强化物、干扰物、教材、教具、强化频率
二级	①进一步进行结构化学习 ②用不同的教具、教材及指令进行泛化	训练者、指令、教具、教材	环境、时间、强化物、干扰物、强化频率
三级	①保持所学的自己掌握了的概念（一级、二级） ②在不同的环境、时间、分散注意力的事物之间的泛化 ③加强反应的流畅性	训练者、指令、教具、教材、环境、时间、强化物、干扰物、强化频率	—
四级	将所学的概念和技能结合起来 ①保持所掌握的全部任务（一级、二级、三级） ②在自然环境中泛化	—	—
五级	让孩子明白自己的行为受控于他人的行为，即社会规则 ①建立符合当前社会环境的恰当的行为 ②在语言群体中泛化	—	—

4. 各级泛化的实例

（1）人物泛化。

如果孤独症儿童只听从某一个人的指令，只配合某一个人完成任务，则须进行人物的泛化。在这个过程中只变换人物，其他刺激保持不变。

如妈妈发出指令"握握手"。多次训练后，孩子做其他事情时也能听到妈妈的指令并来握握妈妈的手。此时孩子已具备人物泛化的能力，则可以尝试让爸爸发这个指令，若孩子听到指令后能握握爸爸的手，在其他情况下，爸爸发的这个指令，孩子也能完成，就可以去泛化其他人。

（2）指令和材料的泛化。

家长发出指令"指香蕉"，当孩子达到80%的正确率后，家长调整指令为"拿香蕉""找找香蕉""把香蕉给妈妈"。

当孩子能分辨特定图片中的香蕉后，家长就准备不同颜色、形态的香蕉图片和真实的香蕉来教孩子辨认，进行教具材料的泛化。

（3）不同环境的泛化。

可以变化的环境包括增加干扰物、不同的时间、调整强化方案等。

如教孩子认识杯子，刚开始只用一个杯子，在孩子认识了杯子后，增加一个干扰物，当孩子排除干扰仍能正确认识杯子后，继续增加一个干扰物，若仍能成功，再放一只小熊，给孩子下指令"喂小熊喝水"。随着难度的逐渐增加，孩子对杯子的认知也得到巩固加强。

（4）自然环境的泛化。

家长引导孩子整合零散信息，形成一种技能，并学会将其运用于自然环境。

如孩子要吃饼干，家长不直接拿给他，而是引导孩子表达"我要吃饼干"，然后引导孩子回忆饼干的位置，让孩子自己找到饼干，吃饼干。经过训练，孩子能在想吃饼干时，自己去找饼干，吃饼干。这就是一个在自然环境中将表达需求和找物品等技能整合的泛化教学。

（5）语言环境的泛化。

1）孩子想要玩积木，但找不到积木。家长问："怎么了？"孩子对家长说："我要玩积木。"在这个简单的例子中，孩子能在家长询问后表达自己的需求。

2）在玩具店，孩子找不到自己想买的玩具，找售货员询问目标玩具的位置。

3）孩子在餐厅，少了勺子，找服务员要一个勺子，服务员过来问："请问需要些什么？"孩子说："请帮忙拿个勺子。"

［例］

一级泛化：被不同的人问时，都认识裤子。

二级泛化：认识不同的裤子。

三级泛化：在不同的时间、地点都认识裤子。

四级泛化：应用到生活中（什么时间穿裤子？什么时间换裤子）。

五级泛化：为什么要换裤子（脏了、破了等原因）。

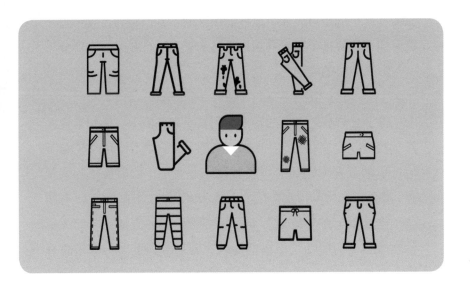

（五）巩固

1. 巩固法的目标

在针对孤独症儿童的训练中，如果停止对一组行为的训练，会发现该行为在几个月或者几年后渐渐消失，那么以前的训练就失去了原有的价值。同样，在为一些发育障碍儿童做了极为辛苦的语言和一些复杂的行为训练后，如果没有继续训练，终止上课几年会发现患儿的能力渐渐丧失，即使又重新开始训练，恢复到以前的水平，若仍不坚持可能还是会第二次丧失相关已获得的能力。而巩固法能保证新学到的行为持续下去。巩固训练能使孩子逐步自立，是其未来生活自立的关键环节。

2. 巩固法的原则

（1）缩小"课上"和"课外"的差别。

将学校与其他环境的转换做到"不知不觉"。换句话说，将学校的氛围扩展到任何地方，使得孩子弄不清楚学校与其他环境的分别。做到这一点的最好办法是，培训孩子的家长和／或孩子身边其他重要的成人成为老师，这样孩子就没有所谓不接受训练的"空白"期。没有所谓的"假期"，训练也就融入孩子的生活当中。他的教育环境"课上"与非教育环境"课外"之间也就没有了明显的差别。

（2）强化方案"正常化"。

对孩子的强化方式（强化频率、强化物）要逐渐转换为在普通环境中常有的形式。具体可以体现为以下几点。

A. 逐渐减小强化方案的固定性，实行灵活多变的方案。即让孩子习惯不是所有的正确反应都一定要被强化。

在开始时，对孩子的每一次正确反应都给予强化，一旦他学会了，就要逐渐使一切强化"消失"。例如，尝试间隔大约3个正确反应才强化一次，孩子会用他的反应"告诉"你强化的频率。如果他的行为出现减弱迹象，就要相应地"稠化"，之后你可以在10次或20次正确反应后才强化一次，最终的目的是使一切强化"消失"。

B. 逐渐使用次级强化物（拥抱、握手、象征性强化物）代替原级强化物（食物）。尽管原级强化物在训练新技能时很有效，但它们未必适合所有的环境，容易产生过度强化，并且对年龄较大的孩子没有太大吸引力。

C. 使用孩子在自然环境中也能得到的强化物。训练中心里老师表演性的、夸张的强化方式在学校里一般没有，而学校式的强化，诸如分数或代币（红花、五角星等），在校外一般也没有，因此在训练中要注意尽量将强化方式和强化物"正常化"。

（3）将已经学习的技能与新的技能连接起来。

教孩子学习新的课题时利用他已经学会的技能，这样新旧两个技能均能得到强化。

（4）训练孩子学会功能性（实用的）行为。

训练孩子学习一些他可以在日常生活中得到好处（强化）

的行为，如一些语言表达、玩耍活动和自我帮助等。因为有时即使让他学了很多没有实用功能的所谓渊博知识，也不会在外面实际的环境中得到运用和巩固。

行为改变的巩固也可以并入泛化的范畴。如果孩子不区别对待学校和非学校（或者训练中心和非训练中心），他的行为就会得到广泛的巩固。当然，还有一些尚不十分清楚的影响训练效果巩固的因素存在。

参考文献：

［1］FISHER W W，PIAZZA C，ROANE H S. Handbook of applied behavior analysis［M］. New York: Guilford Press，2011.

［2］KNAPP J，TURNBULL C.应用行为分析（ABA）完整教程［M］贾美香，白雅君，译.北京：人民卫生出版社，2018.

［3］ALBER J, KEARNEY.应用行为分析入门手册［M］.马凌冬，译. 北京：华夏出版社，2017.

［4］贾美香，白雅君.ABA（应用行为分析）基础［M］.沈阳：辽宁科学技术出版社，2018.

［5］COOPER J O，HERON T E，HEWARD W L.应用行为分析［M］美国展望教育中心，译.武汉：武汉大学出版社，2012.

第二章

结构化教学法（TEACCH）

结构化教学是基于孤独症儿童在视觉学习上存在优势的特点（其视觉的辨别及记忆优于听觉的辨别及记忆），通过运用物体、图片、数字、文字等可视性的媒介体现要学习的内容及步骤，帮助他们克服困难，从中学习。

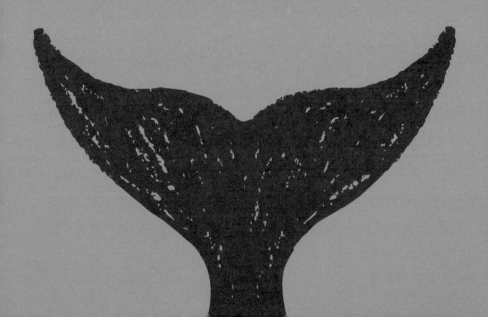

结构化教学法（TEACCH），即"孤独症和相关交流障碍儿童的治疗和教育"，是基于孤独症及相关障碍儿童的学习特点，有组织、有系统地安排教学环境、材料及程序，让孤独症儿童从中学习的一种教学方法。结构化教学是基于孤独症儿童在视觉学习上存在优势的特点（其视觉的辨别及记忆优于听觉的辨别及记忆），通过运用物体、图片、数字、文字等可视性的媒介体现要学习的内容及步骤，帮助他们克服困难，从中学习。TEACCH 的基本思想是对教学空间、教学设备、时间安排、交往方式、教学手段等方面做出系统安排，形成一种模式，使教学的各种因素有机地融为一体，全方位地帮助孤独症及相关障碍的儿童进行学习。结构化课程包括评估儿童、订立目标、制订教学计划和训练计划，以及具体设计和推行教学训练活动等。通过结构化教学，让孤独症儿童认识和明白环境的要求和改变，明白相关的因果关系，增强儿童沟通的欲望，提高儿童沟通的技巧，以达到使儿童融入社会、独立生活的目的。本章将介绍结构化教学的实施原则及方法，通过实例介绍如何在家庭中运用结构化教学。

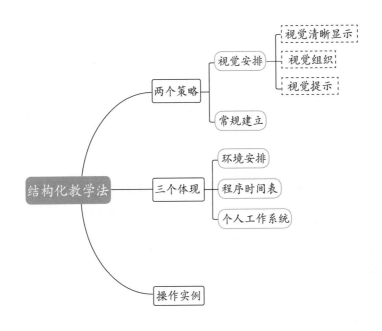

结构化教学法学习思维导图

一、结构化教学法的概念

结构化教学法（TEACCH），即"孤独症和相关交流障碍儿童的治疗和教育"，是基于孤独症及相关交流障碍儿童的学习特点，有组织、有系统地安排教学环境、材料及程序，让孤独症儿童从中学习的一种教学方法。它的基本思想是对教学空间、教学设备、时间安排、交往方式、教学手段等方面做出系统安排，形成一种模式，使教学的各种因素有机地融为一体，全方位地帮助孤独症及相关交流障碍的儿童进行学习。

结构化课程通过系统的规划，来训练和教育孤独症及相关交流障碍的儿童，包括评估儿童、订立目标、制订教学计划和训练计划，以及具体设计和推行教学训练活动等。结构化教学法是由 20 世纪 60 年代美国北卡罗来纳州立大学教授 Schopler

领衔组成的专业团队所提出的，专以特殊儿童特别是孤独症儿童为对象进行临床教学并编修的一套系统化课程。

Schopler 教授认为，孤独症儿童的障碍主要在于不能理解所处的环境，但其存在视觉学习的优势，如利用大量的视觉策略，能协助孤独症儿童学习与发展。在已过去的半个多世纪里，大量的实证研究显示，结构化教学法是可以有效训练孤独症儿童的方式之一。

结构化教学法强调技能训练与环境配合，重视家庭参与，以及家庭和专业人员的合作。通过结构化教学，让孤独症儿童认识和明白环境的要求和改变，明白相关的因果关系，增强儿童沟通的欲望，提高儿童沟通的技巧，以达到使儿童融入社会、独立生活的目的。

二、结构化教学法的原则

TEACCH 计划是为每个孤独症儿童设计一套可以满足个别需求的教学计划。老师在设计个别化教学计划时，一般要遵循下列几项原则。

（1）以促进孤独症儿童自身的适应能力为主。由于孤独症儿童的泛化较难达成，故须综合考虑孤独症儿童的日常生活，为其设计个别化计划。

（2）家长是协同教育者，一般多由专家指导、协助和鼓励家长进行操作。

（3）个别化教学的基础数据可参考《自闭症儿童心理教育评核（第三版）》（即 PEP-3）等评估结果，以此作为观察日常问题行为和设计教学计划的参考。

（4）正确认识孤独症儿童的缺陷以提升孤独症儿童的技能。

三、结构化教学法的优势

　　结构化教学法考虑到孤独症儿童在视觉学习上的优势特点，即视觉的辨别及记忆优于听觉的辨别及记忆。也就是说，相对于听到的东西，孤独症儿童对看到的东西更容易理解，更容易记住。同时，结构化教学法也考虑到孤独症儿童在学习上的诸多困难。由于言语障碍，他们听不懂、记不住较为复杂的内容，理解不了教师及家长的需求；由于对非口语信息（面部表情、手势等）的接收存在困难，他们从面部表情及手势这些帮助理解的线索上得到的信息不足；多数孤独症儿童在学习字词方面也存在困难等。结构化教学法充分利用了孤独症儿童的视觉优势，运用物体、图片、数字、文字这些可视性的媒介来体现要学习的内容及步骤，帮助他们克服困难，从中学习，充分彰显整体融合、扬长避短的原则。

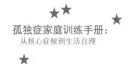

四、结构化教学法的运用

对于一个准备开始进行结构化教学训练的孤独症儿童，我们首先要做的就是对其进行评估，根据评估结果制订个别训练计划（individualized education program，IEP）。接下来我们将分步详细介绍结构化教学法的运用。

（一）评估儿童整体发育能力

孤独症儿童的发育障碍是多方面的，我们根据《自闭症儿童心理教育评核（第三版）》（即 PEP-3）当中提供的普通儿童发育数据对孤独症儿童的发育状态进行比较和评估，从而明确孤独症儿童发育过程中的优势和不足。评估范畴包括发育及行为副测验和儿童照顾者报告。

1. 发育及行为副测验包括两部分

（1）发育部分。

认知（语言 / 语前）

语言表达

语言理解

大肌肉

小肌肉

模仿

（2）行为部分。

情感表达

社交互动

非语言行为特征

语言行为特征

2. 儿童照顾者报告主要包括

儿童现时发育程度

诊断类别及程度

问题行为

个人自理

适应行为

根据评估结果，我们来制订教学策略，编写个别训练计划。

（二）实施结构化教学

1. 结构化教学的目的

（1）让孤独症儿童自行完成工作，提高孩子的独立能力。

（2）稳定孩子的情绪。

（3）让孩子学习生活技能，提升孩子的生活自理能力。

（4）使孩子能够遵守常规。

2. 结构化教学的主要部分——两个策略

（1）视觉安排。

视觉安排就是对环境、材料及程序做适当的安排，使儿童用视觉辨别的能力便能明白和理解当中的意义。常见的视觉安排有以下三种。

1）视觉清晰显示（visual clarity）。

把最重要的相关资料（如形状、拼盘）清晰地表现出来，让孩子通过图片知道要"做什么"。例如，在分类工作中，如果需要孩子将不同颜色的圆片进行颜色分类，则要统一视觉提示的形状，仅在颜色上做出区别，以便让他们明白分类重点。再如，在课堂中突出儿童的座位，我们可以在每位儿童的椅子上贴上一张不同颜色的纸，上面有他们的照片或名字，让儿童知道这是他们自己的座位。

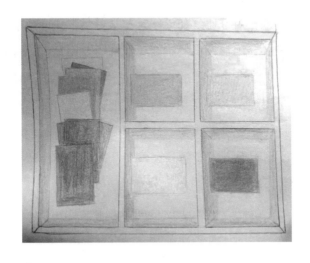

2）视觉组织（visual organization）。

通过图片的形式协助儿童了解自己的工作范畴和涉及的地点、材料、步骤等，也就是让儿童知道"做多少"。借助有效的组织安排，使儿童通过视觉便可理解任务。如当需要儿童剪断3张同样宽度的纸条时，就可以把所需要的学习材料做有序的安排——将纸条、剪刀都放在一个大长方形的托盘内，3张纸条按顺序排列，分别用曲别针夹在一张硬纸板上边，置于大托盘的左上角，剪刀放在一个小盒内，置于大托盘的右边，在纸条及剪刀的下方则放一个空盒做"完成盒"，用来盛剪碎的纸。这种安排，可以使儿童清楚地看见纸条及剪刀，并且知道要剪3张纸条，剪完后的碎纸要放在空盒内。这种有序安排使儿童操作起来相对方便。如果把这些学习材料无序地散放在工作桌上，势必会增加教学的难度（老师需要用语言解释儿童要完成的目标）和儿童学习的难度（儿童不明白要干些什么，要完成多少）。当然，若要儿童按步骤地去完成目标，开始时仍需老师帮助（手把手地教），让儿童明白如何有条理地完成工作。这样更容易让儿童了解自己的工作范围和工作所涉及的空间、材料等。

3）视觉提示（visual instruction）。

利用文字、图片及物件摆放等提示，把要完成的工作安排成一个模式，说明工作的步骤及内容的要求，使儿童看见便能明白怎样完成工作，也就是让儿童知道"怎么做"。视觉提示能协助儿童综合及组织不同的部分，知道一连串的步骤，按此步骤，儿童能够有条理地完成一项工作。

（2）常规建立。

常规就是一些管理程序，用在日常生活中以适应环境要求。常见的常规主要有以下几种。

1）先后常规。

2）完成常规。

3）由左到右，由上至下常规。

4）根据时间程序表进行活动的常规。

5）根据个人工作系统中的安排去工作的常规。

6）开始和结束的常规。

3. 结构化教学的体现形式——三个形式

（1）环境安排。

环境安排就是用清楚的界限为儿童划出不同的活动和学习空间，以便儿童了解活动、学习和环境的关系，掌握环境对他们的要求。

环境安排的好处有以下几点。

1）孤独症儿童不能适当地分辨环境，例如不知道可以在哪里玩耍、在哪里完成老师布置的工作、在哪里和其他小朋友一起上小组课等，通过环境安排可以帮助儿童识别不同的、他们需要参与的环境。

2）利用环境安排能建立清楚的界限，让儿童知道环境的范围"从哪里开始，在哪里结束"，并确定这个范围的功能。当儿童了解了环境与活动的关系，便可以环境为提示，使儿童掌握特定环境对他们的相关要求。

3）适当的环境安排，可以减少儿童可能出现的分心或焦虑等，让他们的精神集中在有意义的活动当中。

A. 常见的几种生活与工作的环境（范围）。

a. 自由玩耍范围（舒适角）。

b. 个人工作范围。

c. 小吃范围。

d. 程序表放置范围。

e. 个别辅导范围等。

B. 选择标识（方式）。

a. 环境标识方式。

可选择的表达方式有实物、照片、图画、文字。根据儿童个别理解能力来选择标识方式。

b. 标识展示方式。

标识的展示基本上有三种方式可以选择：张贴式、悬挂式和摆放式。

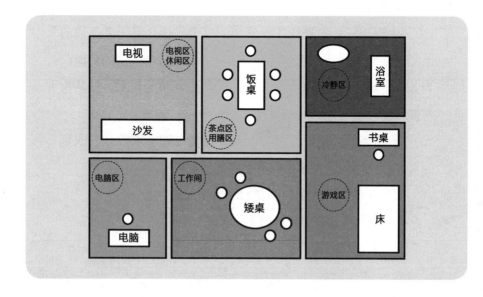

（2）程序时间表。

程序时间表就是告诉儿童每日或某段时间他应当进行的活动，以及进行这些活动的先后次序。

设置程序时间表的好处有以下几点。

1）孤独症儿童常常会在转换程序时出现困难，而且他们在明确程序的次序及组织时间时也存在问题，程序时间表在这些方面对儿童有很大帮助。

2）将每日活动的程序清楚地列出，就可以帮助儿童明确理解每一个程序的转变，并且能清楚地指导活动的先后次序，指导怎样安排时间。

3）程序时间表可以帮助那些在记忆程序的次序和组织时间上有困难的儿童，让他们明白生活中活动的程序。

4）使用程序时间表时可以使用视觉提示而不仅仅是通过说话来沟通，这样更容易协助儿童理解教学者的要求。

5）程序时间表可以帮助那些合并注意力缺陷的孤独症儿童。因为有了具体的视觉媒介，他们能看着程序时间卡片，明白自己在不同的时间点要干什么，而不只是依靠听觉接受指令而进行活动。

6）程序时间表可以让儿童预知和明白即将发生的事情，这样可以减少儿童焦虑情绪的产生，让儿童的情绪更加平静，在社交上的表现更加理想。

7）在我们改变流程时，也可以通过改变程序时间表来让儿童清楚地理解流程。

常见的程序时间表有以下几种。

1）全日流程（大时间表）显示全日每一个活动的时间表。

2）工作程序表（小时间表——沟通版）用来显示儿童在工作时完成相关项目的次序，在独立工作时使用。

程序时间表内容包括全日流程或单项工作的程序。用于制定时间表的卡片页（如每日的活动内容卡片）应相应地做成两份，一份贴在总时间表或程序卡上，另一份贴在儿童进行活动的地方。

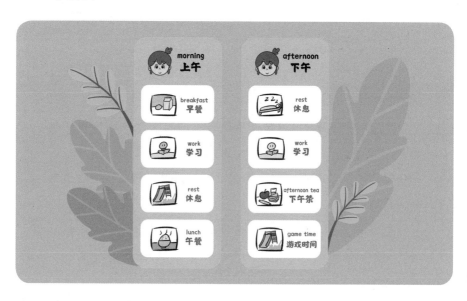

（3）个人工作系统。

个人工作系统是儿童一个独立工作技巧的系统，即建立一个使儿童能独立完成由教学者安排好的任务/活动的策略系统。个人工作系统是基于结构化教学法的各要素——视觉安排、常规建立、环境安排及程序时间表，以及特定的教学材料安排，而建立的一个系统。这样做可以让孩子有组织、有层次地完成工作，也可以锻炼孩子自发地独立完成工作的能力。

个人工作系统的好处有以下几点。

1）孤独症儿童在组织环境独立工作时会遇到很大的困难，但有了个人工作系统，孩子就可以有层次、有组织地自发工作，这对于帮助孩子建立工作习惯来说很重要。

2）孤独症儿童也需要有独立工作的时间，个人工作系统能提高他们自发及独立工作的能力。这是为训练他们在社会生活中的自理能力做准备。

3）当孩子在独立工作时，他们就多了一种处置独自一人的时间的方法，这样可以减少他们重复的刻板行为及一些不良行为。

设计一个合适的个人工作系统，要从以下方面做起。

让孩子知道"要做什么"，就要让孩子知道有多少工作要做、有什么工作要做、在哪里做要做的工作、要做的工作有什么先后顺序，让孩子知道"要怎么做？"。其中，包括工

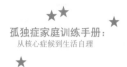
作规则、工作模式、工作步骤、工作完成（让孩子知道完成后做什么，如做完了去领取奖励、去上下一节课等）。

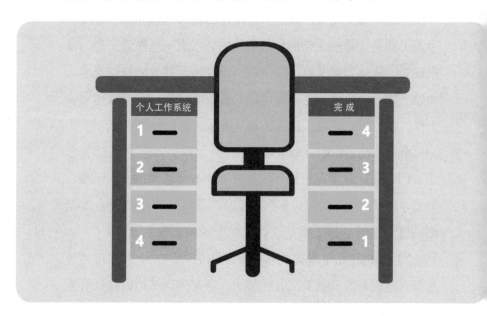

五、结构化教学法的居家应用

（一）持续性训练

当孩子在康复训练中心接受系统的训练时，家长也必须在家对孩子进行长期的持续性训练，这样做的目的是巩固和提升训练的效果，促进孩子的康复和全面发展。

孩子在康复训练中心接受结构化教学法训练后，家长也应在家中运用结构化教学法对其进行训练，从而保持训练的连贯性。

（二）居家应用理念

家长需要知道的是，结构化教学法不仅重视训练孩子的独立工作能力，而且可通过训练独立工作能力来培养他们的社交沟通能力。从广义上讲，社交就是能与其他人建立良好互动的行为模式。独立工作可以培养孩子建立"作息的时间作息""工作的时间工作""游戏的时间游戏"的概念，促进孩子养成在不同的时间做不同事情的良好习惯，以及增强他们学习的主动性等。对于一些不喜欢身体接触的孩子来说，独立工作能为他们营造一个清晰、有系统、干扰少、有安全感的环境，有助于他们学习。

当孩子能以主观能动性配合时间表的指示，并参与活动，孩子的情绪就会比较稳定，注意力也会有很大的提高，甚至一些自我刺激行为也会大大减少。这样的状态有利于孩子的学习，他们的理解能力和独立能力也会提高。

（三）安排居家环境

1. 规定活动的范围、位置和特色

要使"环境安排"中显示"视觉安排"和"常规建立"两个策略，最重要的就是明确孩子在某一个时间段的活动范围、位置和特色，例如餐厅是吃饭的地方，要安静地坐下来吃饭等。

2. 决定标识的形式和内容

每个活动区域需要摆放一个标识，像门牌一样，目的是提示孩子在这个活动区域做什么。标识内容必须清晰并符合孩子的认知水平。

3. 决定标识的展示方式

有了环境安排，也决定了标识的形式和内容，接下来就要考虑标识的展示方式：张贴式、悬挂式和摆放式。

4. 实施的方法

引导孩子看标识，带孩子到活动区，核对标识内容，放好标识后给孩子解释。当孩子要进行一项活动时可以按照下面的步骤。

（1）这个活动区域要进行的活动："我们要在这里做×××。"

（2）进行这项活动的要求："做 ××× 的时候，我们要×××。"

（3）带领孩子进入活动区。

（4）安排孩子在活动区进行活动，把步骤（1）的解释重复一遍。

以上过程，很好地运用了"视觉安排"和"常规建立"两个策略。

（四）规划家居活动程序时间表

1. 决定程序时间表标识的方法

制作程序时间表前，先要考虑孩子的理解能力，程序时间表的标识方法和环境安排的标识一样，可以用实物、图片和文字。

2. 决定程序时间表标识的时间段

在刚开始使用程序时间表时，不建议使用一次从早到晚的大时间表，可以选择时间段进行，让孩子慢慢熟悉。也可以和环境安排的活动标识配合使用，把活动标识按活动进行的顺序排好，即程序时间表。

3. 决定程序时间表的展示形式

标识卡、标识板、标示纸、图片。

4. 分阶段运用程序时间表

第一阶段：家长先给孩子出示程序时间表标识，孩子不用自己看活动标识。家长出示标识的同时要给孩子解释活动内容，指出活动区域。

第二阶段：家长要求孩子到程序时间表区看时间表标识，指示孩子找第一项活动，解释当天有这些活动要进行。当孩子完成一项活动内容后，就要回到程序时间表区看下一个项目，开始进行下一项活动。

5. 建立家居个人工作系统

个人工作系统就是安排孩子每天抽出一段时间，在有组织、不受干扰的工作环境中，专心地自己完成工作，提升其工作技巧。

6. 操作实例

小杰是一个5岁的男孩，在3岁时被确诊为孤独症谱系障碍。他喜欢认读中文文字，并认识了大量文字，日常生活中能主动表达一些简单句子。小杰周一到周五在康复训练中心进行全天训练，周六、周日由父母带回家中。根据小杰的PEP-3评估结果及他的兴趣和需求，我们以文字标识卡的形式为他制订了一天的时间表。

在康复训练中心里，小杰的时间表如图1所示，在康复训练中心的时间表区，小杰的时间表以文字标识卡的形式粘贴着。

小杰刚进入康复训练中心训练时，由治疗师带领他到时间表区，协助他拿到标识卡，介绍标识卡后，带领他到标识卡目的地。如小杰第一个项目为"个训"，治疗师带领小杰来到时间表区，协助他拿到"个训"卡，告知他"我们要去上个训课啦"，带领他到个训室，在个训室放标识卡的位置（图2）放好"个训"卡后，进入个训室进行个训。

训练结束后，治疗师协助小杰拿回"个训"卡，然后回到时间表区，把"个训"卡放进他的时间表下的袋子里，代表完成"个训"项目。接下来，治疗师协助小杰拿下一个项目的标识卡——"感觉统合"卡，告知他"我们要去上感觉统合课啦"，带领他到感觉统合室……按顺序进行时间表上的项目。

经过多次训练，小杰开始熟悉程序，治疗师给他的协助也慢慢减少，最后过渡到小杰自己拿取标识卡，自己完成整个程序。

在家里，小杰的父母进行环境分区，分为游戏区、学习区、吃饭区、睡觉区。治疗师协助父母设置家庭作息时间表。时间表也是以文字标识卡的形式粘贴，设置在家里刚进门的位置。图3为小杰某一天的时间表。父母会在前一天晚上设置好家庭作息时间表，然后提前告知小杰第二天的项目。刚开始，也是父母协助小杰去时间表区拿标识卡，之后他把标识卡给父母，待他完成项目后，父母交还他标识卡，由他放回时间表区的篮子里，代表项目完成，然后拿下一个项目的标识卡。如父母协助小杰拿到"早餐"卡后，小杰把"早餐"卡给父母，父母带他去吃饭区，吃完早餐后，小杰拿回"早餐"卡，放回到时间表区的篮子里，然后拿下一个项目的标识卡。父母的协助也要慢慢减少，过渡到小杰自己去拿取标识卡给父母。如果项目有变化，父母要提前更换标识卡，并告知小杰。

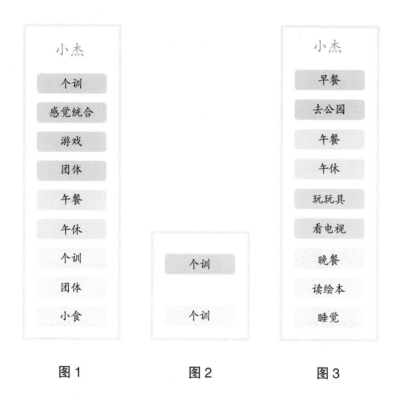

图 1   图 2   图 3

建立个人工作系统时需要做到以下几点。

1）考虑孩子的能力和孤独症的严重程度。

2）贯彻"视觉安排"和"常规建立"两个策略。

3）决定工作区、教具摆放的地方和制作程序时间表。

4）决定工作项目（教具）。

5）安排奖励。

这样，孩子在康复训练中心接受了干预训练，回到家里，家长仍可让孩子继续进行相应的结构化教学训练。

参考文献：

［1］协康会 . PEP-3 自闭症儿童心理教育评核使用手册［M］. 北京：商务印书馆 , 2016.

［2］MESIBOV G B, SHEA V, SCHOPLER E,et al. The TEACCH approach to autism spectrum disorders.［M］. New York:Springer US, 2004.

［3］MESIBOV G B, SHEA V. The TEACCH program in the era of evidence-based practice［J］. J Autism Dev Disord，2010，40（5）:570-579.

［4］协康会 . 孤独症儿童训练应用手册［M］. 广州：广东海燕电子音像出版社 , 2016.

第三章

地板时光训练

　　地板时光通常以儿童主导的游戏形式进行。家长／照顾者应是儿童最主要的游戏伙伴。当儿童与家长或照顾者建立了正面的关系，便可能发展到与其他成人或儿童建立关系。

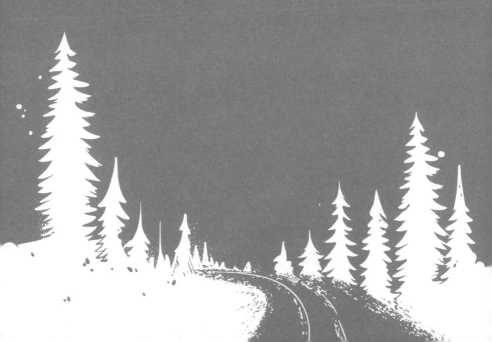

地板时光（floor time）的由来主要是儿童的活动通常在地板上进行，也有"孩子的成长是从地板开始的"（孩子都是和家长在地板上玩着长大的）及"还孩子一个成长的过程"的意思。地板时光通常以儿童主导的游戏形式进行。家长 / 照顾者应是儿童最主要的游戏伙伴。当儿童与家长 / 照顾者建立了正面的关系，便可能发展到与其他成人或儿童建立关系。简单而言，成人要尝试进入儿童的活动世界中，并愿意让儿童作为带领者的角色，即成人要投入儿童主导的活动中。在共处的时间里，发展家长 / 照顾者 / 教学者和儿童之间积极而有效的交往，尝试开启一个相互的、共同参与的空间，由家长 / 照顾者 / 教学者带领儿童掌握相对较复杂的人际交往：一个有始有终的沟通回合（opening and closing communication circles，OCCC）。采用地板时光的理论和方法，不仅会大大提高训练的效益，也可以构建良好的亲子关系。该方法是一种系统的重建儿童与他人沟通及建立关系的干预方法，基本目标是促进互动关系中的温情、亲密和愉快感觉，而并不只是关注教导特定的技能。地板时光是以家庭为基础的干预的一个部分，相对而言投入更少，比较容易实施。本章将介绍地板时光的相关技巧，并通过实例说明如何在家庭 / 相关环境中实施地板时光。

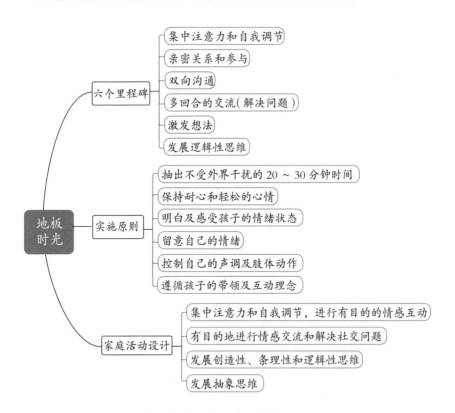

地板时光学习思维导图

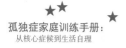

一、什么是地板时光

地板时光，也称"基于发展、个别差异和人际关系的模式"（developmental, individual differences, relationship-based model, DIR）是由美国精神科医生史丹利·格林斯潘开创的一套治疗模式，针对有特殊需要孩子的核心障碍，提出了全新的治疗策略，强调给予孩子建立情感互动经验的机会，重点是帮助孩子与家人建立良好的亲密关系基础，进一步发展孩子在社交、情绪和认知等各方面的能力，而不是只专注于某方面的能力。可以说，这是一种游戏训练法，通过成人与孩子之间的游戏来增加互动。地板时光根据孤独症儿童的特点，依据不同的发展阶段，设定了由六个里程碑组成的能力发展阶梯，这是孩子进一步学习高级技能的基础。

　　地板时光以孩子为核心，而成人主要起引导作用。引导者可以是治疗师、家长或教师等，在游戏的过程中鼓励孩子进行更多的互动。地板时光并没有刻意地进行语言和动作的训练，它更强调孩子的情绪及情感的发展。在介绍 DIR 具体的训练之前，有必要了解一下普通孩子的发育历程。

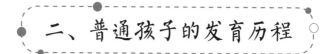

二、普通孩子的发育历程

一个普通的孩子通常会经历如下发育历程。

1. 三个月孩子的表现

孩子能够集中注意力，即对声音、光线等有反应（如听到声音主动地向声源方向看）。

（1）保持头部向上竖直。

（2）当妈妈上下或左右摆头时，孩子会注视妈妈的脸。

（3）能发出至少一种声音。

（4）喜欢简单的互动游戏（如蒙脸藏猫猫游戏）。

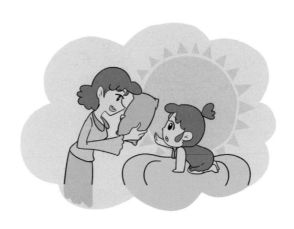

2. 十二个月孩子的表现

能够主动地参加情感互动游戏（如利用手势、面部表情、头和视线的移动与自己熟悉的人进行交流或是表达需要）。注意：孩子主动进行互动，而他人进行呼应，这叫作交流的回合。

（1）能使用简单的肢体语言，如摇头表示"不"。

（2）会呼喊或大叫，如"哇""噢"……

（3）能在游戏中模仿他人，如当别人拍手时，孩子也跟着拍手。

（4）能够做出反应，如当别人说"不"时，孩子能够做出反应。

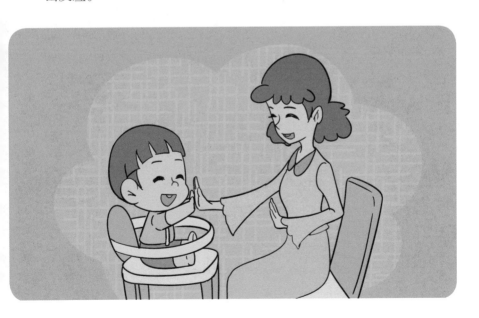

3. 十八个月孩子的表现

能够尝试解决人际交往问题，并对自己所期望的事物表现出极大的关心。

（1）能够独立行走。

（2）能够模仿别人的手势，如挥手再见。

（3）能够理解和主动表达一些字词。

（4）能够找到藏在手心或是藏在布下面的玩具。

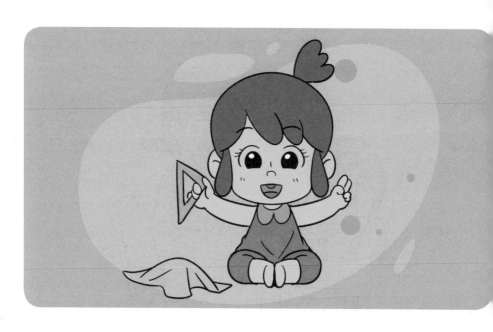

4.二十四个月孩子的表现

有自己的思维和想法，即能够与成人进行有意义的互动性假想游戏。

（1）能够使用2～4个字的短语进行表达。

（2）能够听懂简单的指令。

（3）能够玩假想游戏（如拿一个玩具电话假装打电话）。

（4）能够与其他小伙伴玩。

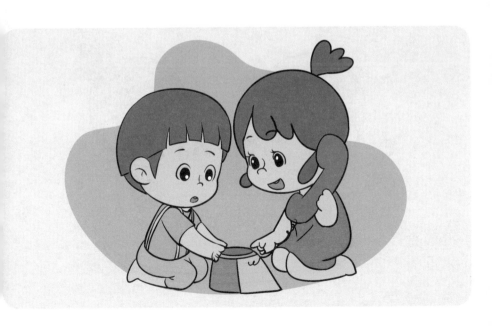

5.三十六个月孩子的表现

具有连续性思维（能根据某个内容提出问题，能够向伙伴表达情感）。

（1）会使用4～5个字的简单句子。

（2）会模仿成人和其他小伙伴（如看到别人跑，他也跟着跑）。

（3）能够与玩具、小动物和其他人玩假想游戏（如玩过家家的游戏）。

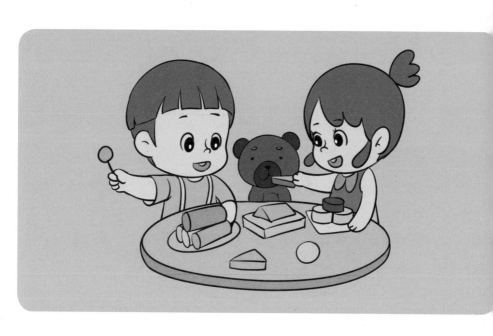

6. 四十八个月孩子的表现

具有逻辑性思维（能回答"为什么"的问题，如"我高兴是因为我喜欢玩"）。

（1）能够进行清晰的表达，可以使陌生人听得懂。

（2）会遵从连续三步指令（如把衣服穿上、梳头然后洗脸）。

（3）会讲故事。

（4）能与其他小伙伴协作。

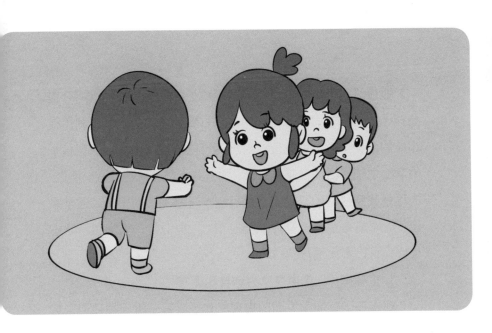

三、发展孤独症儿童的沟通能力、思维能力——六个里程碑

　　地板时光列出六个里程碑记录孩子的发展历程，以综合提高孩子的沟通能力和思维能力等。重要的是，孩子可以利用在相应的活动中学到的技能应对以后可能遇到的困难。根据孩子的意愿来选择活动会非常有效，而且孩子还会玩得开心。所以，要尽量找到孩子的兴趣点，然后逐步过渡到活动中去。通常来说，一个有效的活动最好能持续 15 ~ 20 分钟，如果孩子状态很好，可以多次进行。

1. 里程碑 1：集中注意力和自我调节

　　观察孩子感知觉方面的表现。如观察孩子听到哪种声音后

能够有好的表现。或是观察他对触觉的反应——是喜欢被轻轻地抚摸还是重压。充分调动孩子的感知觉，体验他身边的事物。注意孩子独特的感知世界的方式。

（1）示范活动1：听听看看。

同孩子一起玩这种面对面游戏，引导者一边笑一边夸孩子漂亮的嘴唇、闪亮的眼睛、翘翘的鼻子等。在说的同时，要慢慢地左右移动自己的脸，以吸引孩子的注意力，哪怕是几秒钟的时间。可以把孩子抱在怀里，或是把孩子放在婴儿车里或别人的怀里来进行这个活动。

（2）示范活动2：节奏游戏。

当孩子感觉累了，引导者可以与孩子一起坐在摇椅上，轻轻地、有节奏地晃动摇椅。同时轻轻地抚摸孩子的胳膊、腿、肚子、后背、脚和手等。

2. 里程碑2：亲密关系和参与

观察各种互动游戏带给孩子的乐趣。如蒙面藏猫猫、把玩具藏在盒子里等视觉游戏会让孩子觉得特别好玩，而像"韵律拍手"可以发展孩子的听觉能力。开小卡车的游戏适合刚学走路的孩子，而角色扮演的游戏更适合学龄前的孩子。

多注意观察，根据孩子的兴趣，随时准备进行这种互动式的活动，来增进与孩子的亲密关系。当孩子对一个物品感兴趣时，不要刻意地与他争抢这个玩具。如孩子喜欢积木，引导者可以把积木放在头顶，挤眉弄眼地吸引孩子的注意力。

（1）示范活动1：笑脸。

用语言，同时也用有趣的面部表情来吸引孩子，不断地眨眼或是睁大眼睛。引导者可以把勺子放在嘴里面发出声音，或是简单地一边摸着孩子的头发，一边夸孩子漂亮等。

（2）示范活动2：跳舞。

尽量让孩子发出声音并移动他的胳膊、腿或整个身体。引导者一边进行头部运动，一边说"宝贝，我们一起跳舞好吗？"等待孩子的回应。

3. 里程碑3：双向沟通

通过面部表情、声音、肢体动作、语言和假想游戏，引导者与孩子进行有效沟通，使孩子主动开始或结束一个交流的回合。

把孩子的所有行为（包括随机性的行为）看成主动的行为。例如看到孩子很兴奋地拍手时，引导者可以此为突破点，与孩子一起边拍手边走舞步。如果孩子无目的地拿一个小玩具车玩，引导者可以告诉他"你的玩具娃娃有一封信要送到奥特曼（或说出一个他喜欢的动画片中的人物）那里，需要用你的小车送信"，看看他是否做出相应的行为反应。

当孩子主动对某个物品表现出兴趣时，引导者要适时地进行引导，使他很容易地达到目的。如当孩子用手去指一个漂亮的球，表示他想得到它时，引导者可以顺势把球移到他的身边。

引导者要鼓励孩子自己做事情，而不是要求别人为他做事。如到了睡觉时间，应鼓励孩子自己把玩具熊抱到床上，而不是要求妈妈帮他拿。

引导者要鼓励孩子要求引导者为自己做事。如与孩子一起玩搭房子的游戏时，让孩子自己爬到引导者的肩膀上。如果孩子还想继续玩这个游戏，让他主动说出或做出示意，而不是等着别人问他。

（1）示范活动1：模仿。

当孩子表达喜悦、惊奇等感觉时，引导者可以夸张地模仿他的声音和面部表情，看一看是否能引起孩子的回应。

（2）示范活动2：交流。

注意孩子的反应。如当孩子去摸一个球或是你的鼻子时，你可以用夸张而有趣的叫声作为回应；又如看他多少次试着掰开你的手去看藏在手心里的物品。而每一个回合都是以孩子的兴趣为出发点，但遵循你的计划来进行的，以他的回应作为每一个回合的结果。

4. 里程碑4：多回合的交流

在假想游戏中可以另外加一些步骤。如在吸引注意力方面：

家长问："这个小车不能开了，怎么办啊？"在过程中设置一些有趣的障碍，以增加交流回合的次数，而这种交流的回合是连续性的。

在引导者的帮助下，许多孩子可以进行多回合连续性的交流。引导者要通过声音和面部表情的变化吸引孩子的注意力。如果孩子不是很确定地指向一个玩具，引导者就可以装成很困惑的样子，故意去拿别的玩具。这样孩子就会尽力地用手势和语言来表达，以使他的需求被别人理解。

逐步地提高孩子的动作设计能力，可以充分利用其模仿能力和各种感知，如玩捉迷藏和寻宝游戏。

（1）示范活动1：协同游戏。

注意观察孩子对各种玩具如洋娃娃、毛绒动物、卡车、球等的兴趣。在他想要自己喜欢的玩具而需要你的帮助时，故意设置一些小障碍。

（2）示范活动2：模仿游戏。

引导者先模仿孩子的声音和动作，然后看孩子是否能够模仿引导者的面部表情、声音、动作等。最后，在做游戏时，加入语言，以帮助他进行表达。如引导者一边用手去指，一边说"橙汁"。

5. 里程碑5：激发想法

尽量让孩子用头脑去想，发挥思维创造能力。这种方式要比实物或图片配上文字的引导方式有效得多。引导者要创造机会，鼓励孩子在现实的互动交流和想象游戏中表达各类想法。

引导者要把言语或想法与相应产生的影响（情感的表达）和行动时刻结合在一起，鼓励孩子表达各类想法，无论主题是什么，同时将想法与图片、标识和语言（文字）结合。

（1）示范活动1：聊天。

找到孩子的兴趣点，并注意观察他能进行多少个交流回合，以及他使用词、短语、句子和断句的情况。引导者可以利用孩子的一个词来发展出一段对话。如当孩子指着门说"开门"，妈妈可以问："谁去开门呀？"孩子可能会说："妈妈开门。"妈妈摇着头说："妈妈现在不能开，让谁去开门呢？"孩子会转向爸爸说："爸爸去开门。"而爸爸会故意问："让我做什么？"孩子再一次指着门说："开门。"而这时爸爸走向他说："好的，你能不能帮我一起把门打开呢？"孩子点头表示可以。这样，他就结束了连续的交流回合。

（2）示范活动2：假想游戏。

在游戏刚开始时，引导者可进行熟悉的互动内容，之后再转换到新的情节上。让孩子自己选择扮演动画片中的小狗、小猫或是超人，然后开始装扮成这个人物进行表演。还可以让他拿一个玩具熊和一个洋娃娃演戏，让他们拥抱、做饭、去公园、做游戏，慢慢地让孩子从一个剧中人物转换为一个评论者或叙述者。

6. 里程碑 6：发展逻辑性思维

无论是在假想游戏还是在现实的互动交流中，引导者都要尽可能地发展孩子的逻辑性思维能力，让孩子能够把动画或电视剧中的不同情节联系在一起。当孩子的思想出现混乱或是中断的时候，要把他带回到主线上来。例如，孩子在聊邻居的时候，突然将话题转到了汉堡包上，引导者就应该把他的思维拉到原来的轨道上，对他说："等一下，刚才你在说邻居，可你现在又提汉堡包，我快晕了，你到底想跟我说什么呢？"在与孩子的对话中，不断地向他提出问题，让他依据你的问题来回答，使孩子的思维更具逻辑性。

鼓励孩子说出在玩假想游戏和现实互动游戏时的感觉，如可以问孩子"高兴吗？"或是"你为什么这么高兴啊？"，让孩子说出自己的想法，而不是把过程背诵下来。在这个阶段也要让孩子理解数量或其他的概念。例如，当孩子还想要更多的饼干时，问他要几块。

（1）示范活动 1：转换游戏场景。

在与孩子进行假想游戏的时候，看看他是否能主动进行游戏场景转换。如玩过喝咖啡的游戏后，引导者可以说："我已经喝饱了，接下来，我们要做什么呢？"

（2）示范活动 2：给出理由。

当孩子想要引导者为他做某件事情时，引导者故意问他"为什么要我做啊？"让孩子给出多个理由，譬如他要求引导者把玩具从抽屉里拿出来，或选出一套全新服装时，引导者可以停下来提问："为什么要我给你拿出来呢？"针对孩子初始回应的理由，引导者可以先不同意。继续引导孩子给出不同的回应后引导者再做出妥协，可以说："那让我们一起来拿吧。"然后再做出妥协，可以说："我们一起来做吧。"

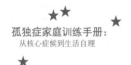
四、如何实施地板时光

实施地板时光的目标是帮助孩子有次序地逐步掌握每一个社交发展里程碑，并从他未能掌握的那个里程碑开始学习。对于有很多特殊需求的孩子来说，应根据孩子的实际能力开始学习，尽量让孩子感到平静、舒适并能全心投入地学习。面对两三岁或更大的孩子，或许你会觉得很难从最基本的技能着手，反而经常想尝试教他们语言技巧、认识颜色或一些与年龄相符的行为，但是这样的做法通常没有用，因为每一个里程碑都是下一个里程碑的基础，要基于每个孩子的个人里程碑的基础，使其有次序地逐步掌握和提高技能。

如果孩子有严重的行为问题，如打头、发脾气或重复开关门等，我们也必须从建立基础的亲密关系开始。当然引导者也需要处理这些行为问题，以确保孩子的安全，同时不能忘记基本目标是什么。一旦能使孩子和我们之间建立了良好的亲密关系，你会发现这些行为问题就较容易处理，因为你正在与一个能互动及可沟通的孩子交往。在这种情况下，通常我们可以在更高阶的技能范围内，培养孩子的基本技能，例如，在进行模仿游戏中保证孩子能平静、愉悦及全身心投入到互动当中。

　　若孩子在情绪不稳定的时候，仍能展示某个里程碑的那项技能，这说明孩子已完全掌握那个里程碑：他虽然生气，仍能立即与他的引导者亲近；孩子即使发脾气，仍能保持双向沟通；孩子碰到挫折后，仍能通过说话或游戏表达感受；当孩子失望时，仍能合逻辑地连接概念等。大多数孩子是在情绪平稳的状态下学习各个里程碑；而在存在压力的情况下，他们需要更多地练习去保持这些技能。若孩子能在压力下做到这些，孩子接下来的学习，便有一个令人信服、较为稳固的基础。

　　孩子并不是完全按照顺序掌握各个里程碑。经常会有一些孩子，在压力下能多说话，但态度回避；而另一些孩子能玩假想游戏，但在动作沟通方面欠缺一致性。引导者在同一时间内可能需要处理数个里程碑的问题。不过，引导者最主要的工作是扩展孩子没掌握的里程碑，以及巩固其已掌握的里程碑。

　　你可能已经知道应该从何处入手给孩子训练，但还应该想一想以下问题，额外加给孩子压力时，他会怎样？孩子在感到满足时，他又会如何呢？具体可从以下几个方面进行观察和思考。

（1）孩子能否让自己平静下来？孩子能表现温和及流露出真情吗？

（2）孩子能参加双向的动作沟通、表达一些细微的情感，以及依序开始和结束一些沟通回合吗？

（3）孩子能参与假想游戏吗？孩子能用言语表达意愿及需求（如我要喝果汁，等）吗？

（4）孩子能合逻辑地连接想法，并且与人保持一段时间的对话吗？

地板时光的实施原则见以下几点。

（1）抽出不受外界干扰的 20 ～ 30 分钟时间。

在这段时间内心无旁骛，给予孩子注意力及完全的关怀，令这段时间完全属于孩子。

（2）保持耐心和轻松的心情。

如果你感到有压力、心烦意乱或忐忑不安，那么你就无法帮助孩子调节情绪及保持冷静。不管是 1 岁大还是 4 岁大的孩子，有时都能感觉到家长是否愿意抽出时间，耐心地陪伴他们。

（3）明白及感受孩子的情绪状态。

如果孩子惹了麻烦或累了，要让他知道你了解他的状况，面对已有语言能力的孩子，你可以用一种温和且确定的语调对他说："我知道你今天很累。"对于没有语言能力的孩子，你可以用动作表达你对他的了解，例如把头往他那边倾斜，或用双手做出可以枕靠的姿势。对于过度疲劳的孩子，在进行地板时光训练时，你可以和他一起躺在地上，让孩子用动作表示或口头告诉你，他是否喜欢你用手摸他的背部、手臂、头或脚。对于精力充沛的好动的孩子，你可以安排活动较多的假想游戏。通过同理心的运用，不管孩子的心情如何，你都可以让地板时光训练成为一种愉快、有意义且能促进发展的体验。

（4）留意自己的情绪。

当下的心情绝对会影响到你跟孩子之间的活动。如果你们在不同的情绪频道，就会较难取得协调，例如，烦躁不安或愤怒的情绪，容易令你变得粗鲁或处处要求别人。所以开始进行地板时光训练之前，要先仔细评估自己的心情。有时候，家长若心情郁闷，互动便会变得慢半拍，与孩子对话或做动作也会出现较长时间的停顿，活动也会缺少欢乐。对于一个需要特殊帮助的孩子，这样的行为很难引起共鸣。故挑选心情比较愉快的时段来进行地板时光训练，效果会更为理想。

（5）控制自己的声调及肢体动作。

即使孩子的表现不理想，你还是需要保持温和和支持性的态度和声调，切勿粗暴地拉扯孩子，强迫孩子与你互动。记住，孩子的表现是他在现有能力水平及当前发展阶段中，尽了他的最大努力所做出的最恰当的行为。你的目标就是鼓励他跟你一

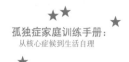

起玩，而你必须让他感受到，你是非常愿意和他一起玩的，这样才可能达到预期目标。想想看，你愿意跟一个喜欢指责别人、对别人动手动脚或是没有耐心的人一起玩吗？要时刻提醒自己控制好情绪、肢体动作及语调。

（6）遵循孩子的带领及互动理念。

寻找方法将孩子的每一个动作或"非动作"都转换成与你之间的互动，将孩子的每一个行为都视为某种特定的目标及一个能建立双向沟通的机会。如当孩子自己玩玩具车时，将你手中的车移到他旁边，看看孩子是否会主动与你互动；如果没有，你便跟孩子玩赛车或以开玩笑的方式故意挡着孩子的车子，看孩子有什么反应。

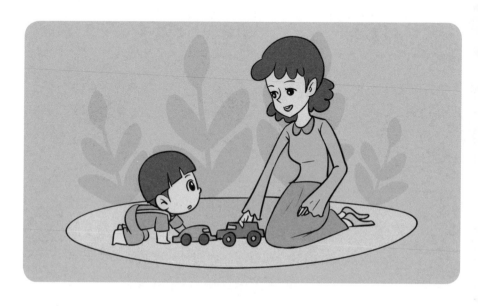

五、设计家庭活动的思路：以促进孩子在思维、沟通方面的发展为原则

（一）集中注意力和自我调节，进行有目的的情感互动

（1）观察孩子对触摸、声音、物体等的反应，自然地参与到孩子的活动中，如孩子喜欢玩开飞机的游戏，爸爸就可以把孩子举起来或快或慢地摆动，如果孩子喜欢玩蹦跳的游戏，妈妈可以与他一起跳蹦床。

（2）观察孩子对什么感兴趣。如孩子特别喜欢某个玩具或游戏，家长应立即参与其中，哪怕只是蹦蹦跳跳或只是做摆手这样简单的动作。

（3）依据孩子的兴趣加入孩子的活动中，然后设置一些互动。如笑着慢慢地把你的手放到他的玩具上，这样孩子可能会笑着移开你的手。

（4）多进行韵律活动，如跳舞、玩拍手游戏和简单地随着音乐前后左右移动脚步。

（5）多给孩子愉快的感知觉刺激，让孩子快乐地参与互动游戏。

（6）如果孩子喜欢玩障碍物的游戏，家长可以用胳膊当作障碍物挡住他的路，让孩子从胳膊下面钻过去或是把胳膊推开。也可以握住孩子的两只胳膊，一边发出有韵律的声音，一边前后晃动他的胳膊，并鼓励孩子同步地晃动头部和使用面部表情做配合，在这个过程中最好使用语言。

（7）做上述游戏的时候，要遵从孩子的兴趣。每天至少4～8次，每次至少20分钟。

（二）有目的地进行情感交流和解决社交问题

（1）尽量使互动的时间持久一些。如孩子想到室外去玩，妈妈装作不明白而不说话，孩子就会通过不同的方式示意引起妈妈关注，如示意妈妈看门把手。如果想进一步地增加互动，妈妈可以继续保持沉默，孩子也许就会转移注意力，转而示意爸爸看门把手，然后带着爸爸去开门。

（2）在与孩子进行互动时，让孩子更多地表达情绪、情感，如惊讶、喜悦、关心等。

（3）在与孩子进行游戏时，让孩子尽可能地涉及多个技能领域，例如：在游戏中，把物体藏起来，让孩子找（涉及视觉空间技能）；使用语言和声音（涉及听觉和语言技能）；使孩子运用越来越多的复杂动作（涉及大运动或精细运动的技能）；家长与孩子互动的过程（涉及社交技能）。

（4）多与孩子玩假想游戏并使用语言。如家长提到玩具娃娃或是填充玩具时，看孩子是否去抱它、吻它或是假装给它喂饭。在开始的时候，要在孩子熟悉的条件下进行游戏，如吃饭、睡觉或是洗澡时。然后慢慢地增加语言的使用，同时尽可能地配合肢体语言，这样会起到意想不到的效果。

（5）做上述游戏时，要遵从孩子的兴趣。每天至少 4 ~ 8 次，每次至少 20 分钟。

（三）发展创造性、条理性和逻辑性思维

（1）与孩子进行互动时，多进行假想游戏和对话。

（2）在游戏或对话中，让孩子尽可能多地去引领（遵从孩子的引领而不是引领孩子）。

（3）尽可能地延长假想游戏和对话的互动时间。

（4）逐步使孩子在假想游戏和对话中越来越有逻辑性，提高其思维水平，如逐渐多问一些有关"为什么"之类的问题。

（5）做上述游戏时，要遵从孩子的兴趣。每天至少 4 ~ 8 次，每次至少 20 分钟。

（四）发展抽象思维

（1）强调自己编游戏。

（2）与孩子一起编故事。

（3）表演或是写出孩子编的故事。

（4）与孩子的对话中涉及家、学校和朋友，问他的看法和观点，而不是事实（如"你为什么喜欢×××？"）。

（5）让孩子就某些事情解释原因，并表达自己的想法。

（6）让孩子进行情绪、情感等方面的表达。

（7）使孩子慢慢能够处理失望、生气等情绪问题。

（8）与孩子一起玩"快乐明天"的游戏，让孩子以画画的形式来想象明天将要发生的事情，之后，对着照片描述自己和他人的想法、行为等，以此来发展孩子的抽象思维能力。

（9）做上述游戏时，要遵从孩子的兴趣。每天至少3~6次，每次至少20分钟。

六、地板时光在家庭中的实操案例

　　我们需要明白地板时光是无处不在、无时不在的，意思是它可以在家里的任意地方、在任意时间进行，比如在洗衣服、洗碗、睡觉前、在沙发上坐着时，你都可以抽出 5 ~ 10 分钟的时间进行。需要注意的是，父母需要正确地分析自己的优缺点，展现出最好的一面，向儿童展现爱与温暖，创造一个和谐的有爱的家庭环境。另外，我们应该把儿童的兄弟姐妹和同龄人纳入地板时光中，建议一周至少安排 4 次儿童与同龄人一起玩游戏的活动，让儿童学习如何利用互动及沟通技巧与同龄人相处。

1.跟随儿童的引导，引起他的注意

我们要学会观察哪种声音（高频率还是低频率、快节奏还是慢节奏等）、哪种触碰方式（温和、轻柔、有力等）、哪个玩具（玩具车、娃娃、嵌板、积木等）能吸引儿童发现身边的人，并利用这些尝试着与他建立联系。比如小鸿很喜欢在桌子上滑行赛车，并会长时间沉迷于此，那么我们可以拿另一辆赛车在桌子上做和他一样的动作，一开始我们可以稍微离远一点，然后再慢慢靠近。如果他没有排斥，那我们可以模拟赛车的声音并在行驶时突然翻车，并用夸张的语气说："噢，我的赛车翻车了。"观察小鸿的反应。这个操作可重复进行几次。倘若小鸿始终对这一幕翻车没有反应，我们可以尝试用其他方法引起他的注意，比如车从桌子上掉下去了等方法引起他的注意。

2.建立亲密关系，让儿童慢慢跟随你

为了建立亲密关系，让儿童跟随你，你必须观察哪些互动方式能让儿童开心，是否这些互动方式比他自己玩更有趣。上述的例子中，如果小鸿看到你的赛车翻车后停下了自己手中的动作，并帮你把赛车翻正，那么你可以再次尝试"翻车"，观察小鸿是否会再次帮忙。倘若连续几次小鸿都帮忙了，你就可以开始尝试新的互动方式，比如慢慢地把赛车开到跑道上，在跑道上设置一些拦路障碍，尝试让他跟随你把赛车开到跑道上，越过拦路障碍。如果小鸿第一次没有跟随你，可以多尝试

几次，并且在跨越障碍时相对夸张地发出"耶，我过了一个障碍啦"的声音，观察小鸿的反应。

3. 解读儿童信号，引发双向沟通

在与儿童玩耍的过程中，我们需要观察和解读儿童在看到我们的行为后所发出的信号，同时给儿童相应的反馈，促使儿童主动发起和结束一个交流的回合。在上述的例子中，如果小鸿跟随你一起把赛车拿到跑道上玩，并模仿你越过拦路障碍，你就可以尝试把赛车停到拦路障碍前，然后等待，观察小鸿是否会用语言表达（"你应该越过拦路障碍"）或者用手势表示（用手指着拦路障碍）想法。如果小鸿主动用语言表达或者用手势表示想法，你需要回应他"这个拦路障碍太难过了，你可以帮帮我吗？"小鸿帮忙后，你可以笑着跟他说"谢谢！"或者举起手掌示意击掌。

4. 设置多个障碍，进行多回合交流

在儿童能主动进行双向沟通后，可以尝试引进一个新的玩伴，可以是爸爸或者妈妈或者儿童的兄弟姐妹。在上述的例子中，你可以慢慢地把车开向跑道尽头的停车场，并发出疑问："我的车进不了停车场怎么办？"等待儿童回答，如果他说："开门。"你可以答道："谁去开门呢？"儿童可能说："妈妈开门。"你可以问道："妈妈没有钥匙，爸爸有。"儿童会转向爸爸说："爸爸开门。"爸爸点点头，然后问："好的，

那小鸿可以帮我一起开门吗？"小鸿帮忙一起开门后，妈妈把车停进停车场，并对小鸿和爸爸表示感谢并分别同他们击掌。

5. 引导儿童在游戏中产生想法

在上述的例子中，我们可以给小鸿一个小狗公仔，让小鸿带着小狗开车去公园玩。小鸿会帮小狗开车门、系好安全带，然后越过拦路障碍。越过拦路障碍时可能会出现车爆胎的情况，小鸿可以拿着玩具扳手假装修车。最后他们到达了公园，公园里还有很多"小朋友"（小猫、小马、长颈鹿等），他们在一起玩滑滑梯、吹泡泡、野餐等。在小鸿想象的过程中，我们可以进行语言或动作的提示，并及时配合他的想法。

6. 在游戏中发展儿童的逻辑思维

在上述例子中，我们可以在小鸿玩假想游戏时，尝试提问，如在他帮小狗系安全带时问："为什么要系安全带？"引导或等待小鸿说出："因为安全，不系安全带刹车时会受伤。"或者在小鸿带小狗和"小朋友"在公园玩时问道："你们玩了什么？"引导或等待小鸿回答："我们玩了滑滑梯、吹了泡泡，还吃了很多好吃的。"又或者问道："那你们玩得怎样？"引导或者等待小鸿回答："我们玩得很开心。"另外，还可以尝试让小鸿主动进行活动或者转变地点。我们可以问道："小鸿，天要黑了，我们接下来怎么办？"引导小鸿说出："我们该回家了。"

7. 使儿童正确地和兄弟姐妹或同龄人一起玩耍

如果有儿童的兄弟姐妹或同龄人在场的话，我们可以组织团体的地板时光活动。一开始团体不能太大，可以先增加一个人，这样包括你在内总共有三个人参与。后期团体的人数可以慢慢增加。在上述的例子中，假设我们增设了一个同龄的普通儿童，那我们可以组织一个赛车的游戏，让儿童遵守规则（等待"开始"指令、要开几圈、有没有时间限制等）、学会接受输赢，还可以让儿童学习如何邀请别人加入自己的游戏。又或者组织团体一起玩假想游戏，假设在公园里排队玩滑滑梯，或比赛看谁吹的泡泡大，或一起野餐、分享食物等。

七、地板时光训练法总结

地板时光训练法可以帮助你的孩子察觉到你，察觉到这个世界，并且建立你与孩子之间的双向交流。

（1）跟随你的孩子的引导并参与他的活动。不管你们在一起做什么，保证他始终引领这个活动（如果他在玩，就跟他一起玩，玩他想玩的东西，而不是要求他跟你玩你想让他玩的游戏）。

（2）坚持扮演追随者的角色（应该有每天每时每刻都坚持做孩子的追随者的态度，让他主导活动，你作为参与者引导他往现实生活中实际存在的自然的活动方面发展）。

（3）将你的孩子做的每一件事都当成有意图、有目标性的事。家长用回应（仿佛这些动作一开始就是有目的性的）赋予孩子似乎是随机发起的动作一种新的含义（他做的很多活动在你看来可能是没有意义的，但不要强迫他改变，而是先把他的活动当成有意义的，然后引导他并给他的动作赋予新的意义。比如他躺地上，就给他枕头、被子，告诉他躺下要睡觉，可以给他唱摇篮曲、讲故事，如果他起来，就先和他一起做叠被子等在日常生活中经常发生的活动）。

（4）帮助孩子做他想做的事。

（5）永远保持和孩子正面相对。

（6）投入孩子发起的活动或跟随孩子参与活动，无论它是什么。

（7）参加孩子的（无法停止的）持续不断的玩耍活动。

（8）不要把孩子的回避（离开的行为）或"不"（抗拒的话语）当作拒绝的意思，可以换不同的方式进行游戏。

（9）扩展、扩展、再扩展：装哑，做错误动作，做你的孩子叫你做的事时可以有技巧地干扰他正在做的事。做任何可以使你们的交流继续进行下去的事。

（10）只要你的孩子在与你交流，就不要中断或改变玩耍主题。

（11）坚持要求孩子回应。（如你引导孩子做某些事情，需要他给出回应的时候，就应一直坚持要求直到他给你回应为止。）

（12）用与感官－动作有关的玩耍活动（跳跃、挠痒痒、旋转或摆动等）来激发孩子的乐趣。

（13）使用感官玩具，引导孩子去探索感觉和玩具间的关系，例如：藏起一个玩具，然后让它"魔术"般地再现；掉落一个带铃铛的玩具，孩子会听到叮当声；拿一个挠痒痒的玩具，一点一点地靠近孩子，最后用它来给孩子挠痒痒。

（14）从幼儿的游戏玩起，如躲猫猫、拍手等基础互动游戏。

（15）不断寻找让孩子感兴趣的其他行为，不要妨碍、中断任何愉快的体验。

（16）用手势、语调和身体语言来表达你正在经历的情感体验。

（17）试着像接受孩子的正性情感那样，来接受孩子的愤怒和抗拒。

参考文献：

［1］格林斯潘.地板时光［M］.北京：华夏出版社，2019.

［2］格林斯潘.特殊需要儿童的地板时光：如何促进儿童的智力和情绪发展［M］.北京：华夏出版社，2018.

第四章

模仿训练

儿童的模仿水平是逐渐发展的，所以训练也要由易到难逐渐进行。在进行模仿训练时，需要遵循"从简单到复杂，由单一到组合，循序渐进"的原则。

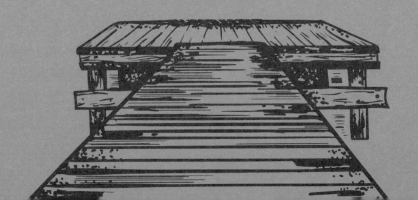

模仿对儿童的认知发展、沟通及社交技能的提高起着至关重要的作用。孤独症谱系障碍儿童常缺乏共同关注能力，他们不关注周围的人和事物、缺乏内在需求，从而导致模仿能力不足。而模仿能力不足导致他们在社交规则、游戏技能、生活技能的习得上出现困难，早期对孤独症儿童进行模仿训练对他们各方面能力的提升起着重要作用。合适的模仿训练能激发孤独症儿童的训练热情，从而促进他们其他方面能力的发展。模仿训练开始之前，家长需要通过对孤独症儿童的观察，了解孤独症儿童的最佳学习渠道和其感兴趣的学习方式，然后以此为基础确定教授儿童模仿技能的方式。除了要确定适合儿童的模仿训练方式之外，还要根据模仿任务的难易程度进行训练。儿童的模仿水平是逐渐发展的，所以训练也要由易到难逐渐进行。在进行模仿训练时，需要遵循"从简单到复杂，由单一到组合，

循序渐进"的原则。本章将介绍进行模仿训练前的准备、如何
进行模仿训练，并通过部分实例说明如何实施模仿训练。

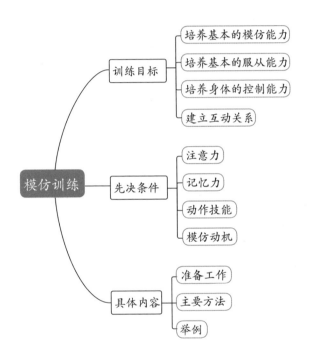

模仿训练学习思维导图

一、模仿训练简介

1. 模仿训练的意义

模仿是学习和发展的基础,没有模仿,孩子就不能学习适应社会环境所必需的语言和其他的行为方式。因此,模仿技能的发展在任何一个孩子的成长发育过程中都是一个必要的基本组成部分。

孤独症儿童学习模仿具有特殊的困难,出现障碍的主要原因在于他们可能缺少与其他孩子一样进行模仿的内在需求。大部分孩子都有一种自然倾向,即要与周围的人做一样的事,所以他们不经训练就会模仿、学习他人的动作和语言;而孤独症儿童则喜欢沉湎于自己的狭小世界,如果没有特别的理由,他们通常不愿主动模仿别人的动作、语言或行为。训练模仿能力的目的就在于促使孤独症儿童自发地去模仿他人的行为。模仿他人的行为不仅是学习其他动作技能的基础，同时也能增强孤独症儿童对周围环境的意识，从而从自己的小世界里慢慢地走出来。模仿是一切训练的基础，孤独症儿童认知、感知、语言、动作、社交等方面的训练都离不开模仿能力。因此，在早期干预中，训练模仿能力是十分必要的。

最初的模仿技能涉及简单和直接的重复，如发出声音和拍手，这些一般是儿童在较小的年龄段开始学习的，后期会模仿比较复杂的、特殊的行为。模仿的活动涉及诸多因素，包括动机、感觉、记忆、控制嘴和手部肌肉的一系列粗大运动及控制嘴和手部肌肉联合的精细运动。模仿可以是即时的，如孩子重复别人对他说的某个词语；模仿也可以是延迟的，如模仿过去的某个行为或听过的某个词语。

2. 模仿能力的功用

（1）模仿是一种重要的学习能力，儿童依靠模仿他人学习知识和技能。

（2）模仿是发展同理心的基础——你和我做了同样的事，你才能了解我。

（3）模仿是人类社会化的基础，社会文化因为互相模仿而不断前进。

3. 模仿训练的目标

（1）培养基本的模仿能力，由被动模仿提升为主动模仿。

（2）培养基本的服从能力，服从能力进一步提升，为培养认知能力做准备。

（3）培养肢体 (粗大动作、精细动作等) 的控制能力。

（4）通过模仿建立良好的互动关系。

注意：在训练初始，进行粗大动作的模仿和精细动作的模仿可以提升儿童的模仿能力，一是因为其符合普通儿童心理发展规律，二是因为动作类项目最简单，也最易辅助，可让儿童很快取得成功，并为后续有难度的训练项目奠定基础。

4. 模仿训练的先决条件

进行模仿训练需要以下几点先决条件。

（1）要有一定的注意力，也就是专注力，能够注视别人，留意别人说的话。

（2）要有记忆力，因为模仿不仅有一步模仿，还有两步模仿等，如果孩子没有一定的记忆力，两个动作的模仿、三个动作的模仿就很难完成。

（3）要有动作技能，动作技能涉及孩子身体技能的发展，如果他自身条件有限制，即使他配合，也难完成目标，这样就会对孩子造成一定的伤害。

（4）要有模仿动机。若仅有注意力、记忆力、动作技能，但孩子没有模仿动机，那么模仿也无从开始。

四个先决条件缺一不可。

二、模仿训练的具体内容

1.模仿训练的准备工作

在模仿训练开始之前，家长需要通过对孤独症儿童的观察，了解孤独症儿童的最佳学习渠道和其感兴趣的学习方式，然后以此为基础确定教授儿童模仿技能的方式。家长可以借助下面表 4.1（模仿训练方式自查表）的几个问题来确定适合孩子进行模仿训练的方式。

表 4.1　模仿训练方式自查表

问题	举例
1.孩子是否在用到感官材料时模仿得更好？	可旋转的玩具、开关、灯等
2.孩子是否在看到自己的时候模仿得更好？	在镜子前或利用影子来进行模仿训练
3.孩子是否在有音乐参与时模仿得更好？	在训练中融入乐器、歌曲等
4.孩子是否在触摸到一些物品时模仿得更好？	水、沙子或者泡沫等有触感的物品
5.孩子是否在受到类似自我刺激或得到自己的兴趣物时模仿得更好？	孩子的偏好物，如小汽车、洋娃娃、蹦床等
6.孩子是否在和同龄人一起时能模仿得更好？	孩子跟着同伴一起做操
7.孩子是否在有积极的强化时模仿得更好？	口头表扬或者实物奖励
8.孩子是否在结构化的情境中，如在桌边或者在做游戏时模仿得更好？	丢手绢、剪刀石头布等游戏
9.孩子是否在快速或缓慢的运动中模仿得更好？	踩脚、拍桌子等

　　每个孤独症儿童都需要根据他的不同而选择相应的训练方式，部分孩子可以从他的刻板行为入手，让孩子更容易进行模仿训练。除了要确定适合孩子的模仿训练方式之外，还要根据模仿任务的难易程度来进行训练。孩子的模仿水平是逐渐发展的，所以训练也要由易到难逐渐进行。在进行模仿训练时，需要遵循"从简单到复杂，由单一到组合，循序渐进"的原则。

因此，我们可以根据下表（表4.2）所列模仿任务的典型难度顺序来进行模仿任务的选择。

表4.2 模仿任务难易顺序

容易	借助一个物品模仿动作（如模仿戴帽子、移动玩具车）
	借助两个物品模仿动作（如模仿先擦桌子然后擦窗子）
	模仿身体动作（如模仿拍手、点头等动作）
	借助一个物品模仿两种动作（如模仿戴帽子、取帽子的动作）
	模仿两种身体动作（如模仿先摸头再摸肚子）
	模仿建造模型（如模仿搭积木）
困难	模仿线条、字母、数字（如模仿画横线、写数字1）
	模仿口型、音调（如模仿咂嘴唇、伸舌头）
	模仿表情、手势、姿势（如模仿开心、悲伤的表情及表示安静的手势）
	模仿声音、音节、单词（如学猫狗叫、模仿物品发出"啊"音）
	模仿腔调（如模仿卡通人物说话）
	模仿句子、歌曲（如模仿别人说"我想要"、唱儿歌）

2. 模仿训练的主要方法

发指令、示范、辅助及强化。

3. 模仿训练举例

（1）使用物件的模仿。

要求：初期需要两套教具，家长和孩子每人一套。

使用物件的模仿包括以下几种方式。

A. 模仿使用单一动作操作物件，比如按玩具上的按钮、摇铃铛、模仿敲打（敲打桌子、小鼓、盒子）。掌握模仿敲打一种物品后，可提高难度，增加敲击物品的数目，比如轮流敲打桌子和小鼓，轮流敲打桌子、小鼓、盒子。掌握一种顺序后，可变换其他的顺序。

B. 模仿用一个物件做不同的动作。比如将橡皮泥搓成长条状、揉成圆球、压成饼状等。

C. 模仿用同一个物件做出不同的组合方式。比如模仿搭积木，即用几块积木可以搭成不同的形状，刚开始时模仿搭一块积木，然后增加到两块、三块、四块、五块等。要求先模仿搭颜色一样的积木，然后模仿搭颜色不一样的积木。初期可以让孩子跟着你的步骤模仿搭，当掌握熟练后，要求孩子不看你的搭建过程，搭出跟你一样的模型（比如在一张纸后面将模型搭好，然后移开纸张让孩子看到）。

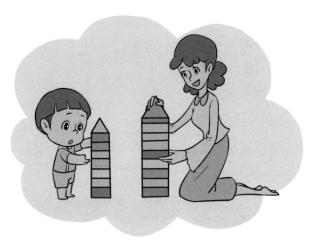

（2）动作模仿。

A. 大动作模仿。

大动作模仿包括一步大动作模仿、连续动作模仿、协调动作模仿、两步大动作→三步大动作→多步大动作模仿。

a. 一步大动作模仿。一步大动作模仿是最简单的，也是最常见的，比如边拍手（跺脚、举手、抱臂、点头等）边说"这样做"。在做一步大动作模仿时，幅度要大，要夸张，因为孩子的注意力不集中，夸张的动作可以引起他们的注意。

b. 连续动作模仿。掌握一步大动作模仿后，接下来是连续动作模仿。连续动作模仿是指没有间断，孩子一直跟着家长做。

［例］

举手的模仿训练方案

一开始，家长可以与孩子面对面坐着。家长首先要吸引孩子的注意，比如与孩子有目光接触之后，家长一边清晰地说"这样做"，一边把自己的双臂并行地举过头顶，要求孩子模仿。在孩子能听从"这样做"的指令后，家长也可以用意思相近但语言表述内容不同的指令，如"举起手臂"或"举手"等。

如果孩子不能随着指令模仿动作，家长就需要给予必要而恰当的辅助。这种辅助既可以由家长本人来完成，也可以由家中其他人站在孩子背后来完成。做法很简单，手把手地将孩子的手臂抬起，同时可以再说"举起手臂"。一旦孩子的手臂举起，就马上给予其奖励。

在经过几个回合的辅助后，家长就应该慢慢地消减辅助的程度，从而使孩子能逐渐自主地模仿动作。比如将手把手的辅助减为轻轻地承托，再减为只用手势来提醒，直到最后只发出指令而不给予辅助。

在消减辅助的过程中，家长可以采用区别性奖励的方法，即对孩子在没有辅助的情况下完成的动作给以更大的奖励，而对辅助完成的动作少奖励或不奖励。消减辅助不能太快而应循序渐进。如消减辅助后孩子不能完成要求动作，则家长应回到上一次给予辅助的步骤，重新来过。

当孩子能够基本根据家长的指令模仿同一动作的时候，家长就可以引进下一个新的行为模仿训练程序了。

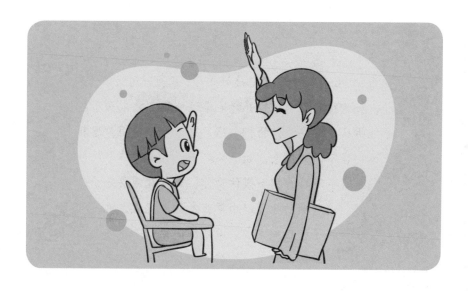

c.协调动作模仿。然后是协调动作模仿。很多孤独症儿童的协调性不好，两只手不能同时做两个动作，这时我们要用一些不协调的动作来锻炼他们的协调性。一般先做两个静止的动作，然后是一个静止、一个动起来的动作，最后是两个同时动起来的动作。

如果孩子无法完成，可以把目标分解，让孩子分别完成两个静止动作的模仿，而后在进行第一个静止动作模仿时，通过语言提示或视觉提示孩子接下来需要进行第二个静止动作。

d.多步大动作模仿。最后是两步大动作→三步大动作→多步大动作模仿，这里涉及一个记忆力的问题。比如在教两步大动作模仿时，孩子如果要么只记住第一个，要么只记住第二个，这就可能是记忆力出了问题，这时我们要加入一个延迟模仿。也就是说家长在做完第一个动作后，按住孩子的手，停顿两三秒钟，再让孩子做。时间要根据每个孩子的情况灵活调整。等到掌握延迟模仿后，再开始两步大动作模仿，这时两个动作的间隔时间要非常短，等孩子熟练模仿短时间内出现的两个动作后，两步大动作模仿的间隔时间可以逐渐延长，整个教学速度慢下来。然后用同样的方法教三步、四步直至多步大动作模仿。

B.精细动作模仿。

精细动作模仿也就是小肌肉动作模仿，包括手部模仿、口部模仿、面部表情模仿。

手部模仿主要是指伸出食指、竖起大拇指、十指交叉、将食指指向手掌、轻敲食指、摆动手指、用食指轻敲拇指（捏的动作）等动作模仿，如果加入儿歌，孩子可能会更有兴趣去模仿。比如儿歌《手指谣》"一个手指头，变变变变变，变成毛毛虫"。

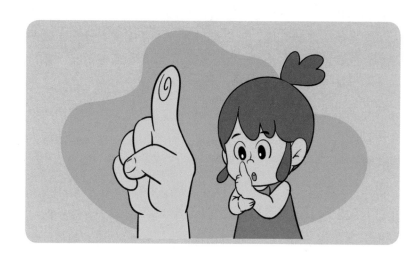

手部模仿还包括模仿涂鸦和模仿画圆圈、画直线等。

口部模仿主要是张口、噘嘴、上面牙齿轻咬下嘴唇等动作模仿。增加难度：先噘嘴然后张开，先闭嘴然后张开，先噘嘴然后咧嘴笑，伸舌（向前、向左、向右、向下），伸舌舔棒棒糖、吹蜡烛。口部模仿一般针对口部肌肉过于迟钝紧张、发音不好、舌头不灵活、口腔功能差的孩子。

如果引导孩子做口部模仿有困难，可以用镜子来帮忙，在你做示范时，让孩子看着镜子里你的样子，然后慢慢地，减少镜子的使用。

面部表情模仿中最简单的就是哭和笑的模仿，难度大一点的就是皱眉、惊讶、害怕等一些复杂表情的模仿。

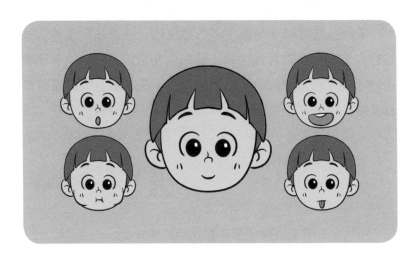

C. 活动模仿。

活动模仿包括一步活动模仿、两步活动模仿、多步活动模仿、较复杂的活动模仿。活动模仿都是离位的动作，为了防止孩子乱跑，刚开始活动范围可以小一些，活动范围要慢慢地扩大。同样，两步活动模仿也需要有一定的记忆能力。

一步活动模仿：如敲敲门。

两步活动模仿：如敲敲门，然后敲敲桌子（顺序不能弄错，如果孩子只完成一个活动，或活动的先后顺序弄错，这时要辅助孩子完成，然后奖励。可采用两步大动作模仿的方法）。

多步活动模仿：如把门关上，再把杯子拿来，然后把盖子打开。

D. 韵律模仿。

韵律包括伴随音乐模仿、节拍模仿、混合动作模仿。进行伴随音乐模仿时可以让孩子看相关儿童节目等，跟着学做动作；也可以是家长边唱边跳，让孩子跟着做。节拍模仿没有音乐，只是打节拍，比如：咚，咚，咚咚咚；咚，咚咚。混合动作模仿既有音乐，又有节拍，如边唱边用小鼓打节拍。

（3）语言模仿。

语言模仿包括模仿发音，仿说象声词、字词、短语和句子、儿歌及童谣、绕口令等。

模仿发音时可以从最简单的 ɑ、o、e 开始。读的时候，口型要夸张。孩子掌握之后，可以仿说象声词，如"叽叽""咩咩""嘎嘎"等。之后再仿说叠词，如"爸爸""妈妈""爷爷"等。仿说叠词时，孩子可能会说"爸爸爸爸"，说得太多，或者说"爸——爸"，中间间隔时间太长。说得太多时，要用手及时地捂住孩子嘴巴，而间隔太长时，要用手辅助轻捏两下孩子的嘴巴，并提醒他正常发音，让他形成一个习惯。

仿说短语和句子最好在孩子理解及表达的基础上来训练，比如让孩子仿说"吃面包""喝牛奶""我要吃苹果"。仿说儿歌及童谣时，要选择朗朗上口的作品，这样孩子容易记住。仿说绕口令时，同样要选择简单的，切记不要为难孩子，仿说训练只是为了让孩子嘴巴更灵活，锻炼其语言表达能力。

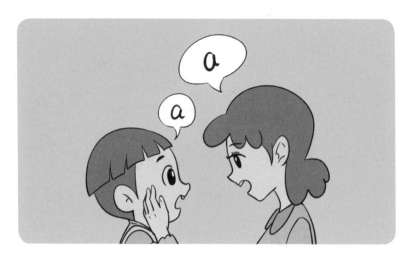

（4）声音模仿。

声音模仿包括模仿配合动作的声音、模仿物件发出的声音、模仿动物的叫声。

模仿配合动作的声音，例如：把手放到嘴前，说"嘘"；轻轻地拍自己的嘴巴，说"哇哇哇"；边推车边说"嘀嘀嘀"；边敲鼓边说"咚咚咚"，等等。

模仿物件发出的声音，例如：钟表——嘀嗒，铃铛——叮当，玩具火车——呜呜，玩具汽车——嘀嘀。

模仿动物的叫声，如拿出动物玩具或动物的图片让孩子看，同时用夸张的方式发出声音，确保孩子看着你的嘴巴，让他模仿这个声音。比较好模仿的动物声音有狗、牛、羊、猫等的声音。

（5）高级模仿。

高级模仿包括看示范模仿、看图片模仿、看录像模仿、看别人的行为模仿、模仿速度和节奏的改变等。

看示范模仿，比如看早上起床后怎么叠被子、衣服晾晒后怎么叠等并模仿。

看图片模仿，包括看动作卡片模仿做动作和看图模仿搭积木，如模仿图片中的人物双手掐腰、模仿图片中的人物举手等。看图模仿搭积木，就是把事先画好的积木图形给孩子看，然后让孩子按照图形搭积木。

看录像模仿，如模仿跳舞。

看别人的行为模仿，要模仿好的行为。

模仿速度和节奏的改变，如模仿敲鼓，用来提高孩子的注意力及形成高、低和快、慢的概念。

三、模仿训练中的注意事项

（1）初始无论什么时候，只要孩子做出正确反应，都要给予其奖励。

（2）每一次，在你发出指令及给出示范的时候，确保孩子看着你。

（3）若孩子对你的指令的反应 90% 以上都正确，按照从易到难的顺序进行下一步训练。

（4）区分有意识的模仿和机械模仿。无意识地拍手和有意识地模仿拍手是不同的能力，前者偏刻板性，但模仿项目中的拍手，要求孩子在规定的时间、地点做规定的事情，这就要求孩子集中注意力，有意识地去做。孩子会在模仿中逐渐学会控制自己的行为，并慢慢地意识到"我在拍手"。因此，即使孩子平时做过一些动作，似乎是"会做"的，但是只要孩子在试探当中，无法在指令下独立完成项目——不管他是不会还是不愿意都需要重新训练。

（5）相似动作要分开教。特别要注意，太过于相似的项目，如点头和摇头不能一起训练，否则容易造成理解上的混淆。正确做法是，当孩子完全学会点头之后，再教摇头。虽然我们在训练项目表中仅给出了几个项目，但动作的模仿训练及肢体训练是无穷无尽的，任何身体的运动都可以作为训练项目。只要认真观察生活，不断找出孩子与同龄人之间的差距，就可以不断开发新的训练项目。

参考文献：

［1］协康会.孤独症儿童训练指南：活动指引4 模仿、情感表达及社交互动［M］.广州：广东海燕电子音像出版社,2015.

［2］贾美香,白雅君.模仿技能训练项目指南 [M].沈阳：辽宁科学技术出版社,2018.

第五章

认知能力训练

认知能力的提升对孤独症儿童理解周围环境、提高社交能力及改善学习能力等起着重要的作用，是人们成功完成活动非常重要的生理及心理基础。

认知能力指接收、加工、储存和应用信息的能力，泛指认识事物的能力、感知的能力、思维的能力等。它是人们成功完成活动非常重要的生理及心理基础。孤独症谱系障碍儿童从婴幼儿时期起，对外界事物感知不足，难以对周围事物进行合理的综合、归纳、整理、分析，无法理解人与人之间的关系；有些儿童对人际交往、沟通中的最基本的语言都无法理解，在认知能力发展方面存在严重不足。认知能力的提升对孤独症儿童理解周围环境、提高社交能力及改善学习能力等起着重要的作用。进行认知能力训练不能脱离儿童的实际能力，不仅需要遵循普通儿童的发展规律，而且还要特别注意孤独症儿童的个体差异，对他们实施个别化的康复训练。本章将主要介绍对孤独症儿童进行认知能力训练的目标、注意要点、基础内容及相关训练的例子。

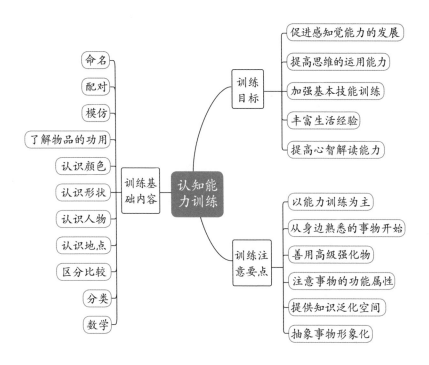

认知能力训练学习思维导图

一、认知能力简介

1.认知能力的概念

认知是人类所有学习行为的起点，也是儿童能力训练基础中的基础。

认知能力指接收、加工、储存和应用信息的能力，泛指认识事物的能力、感知的能力、思维的能力等。它是人们成功地完成活动最重要的生理及心理基础。广义而言，知觉、记忆、注意、思维和想象等能力都被认为是认知能力。孤独症儿童从婴幼儿时期起，认知能力发展就严重不足，难以对周围事物进行合理的综合、归纳、整理、分析，无法理解人与人之间的关系。有些儿童对人际交往、沟通中最基本的语言都无法理解。相当一部分的孤独症儿童不管是感觉加工、注意加工等低级神经加工机制，还是与学习、社交等相关的高级神经加工机制都存在着异常性。

2. 认知能力的三个层次

（1）第一层次是对具体的客观内容的理解。

可以将涉及具体的客观内容的语句分解成名词、动词、形容词、副词、介词等，这些是听懂指令、执行指令、应对日常生活所必须掌握的词。

（2）第二层次是具备一定的逻辑思维能力。

明白因果关系是具备逻辑思维能力的很重要的体现，如"今天为什么不能出去玩？因为今天天气不好。"

（3）第三层次是对情感方面的认知理解。

对情感从易到难的理解，大致排列如下：高兴、生气、难过、伤心、恼怒、后悔、尴尬等。

3. 认知能力的重要性

（1）认知能力是语言发展的基础，只有当孩子有一定的认知能力，知晓周围事物的名称、功用等属性后，语言能力才能逐步发展。

（2）促进孩子在沟通和社交方面的发展：随着认知能力的发展，孩子对环境的理解能力和沟通能力也相应提高，降低了他对环境和他人的焦虑情绪。

（3）进一步改善孩子的学习能力和类化能力。随着认知方面的发展，孩子处理新事物的灵活性和理解能力也会逐渐提高。

4.孤独症儿童在提升认识能力上有哪些困难

（1）无法有效地从过往经验中获得知识，并归纳出一些简单或复杂的规律。

（2）倾向于用死板记忆的方式去学习，无法将所学的技能真正地应用于真实生活当中。

（3）倾向于通过单一的方式处理物件和行为，无法将已认识的方式应用于其他人或事物。

（4）心智解读能力缺陷及执行功能障碍是孤独症儿童常见的症状，也是影响较大的认知神经障碍。

（5）注意力涣散，很难对学习任务或游戏保持注意力，经常无法集中注意力听别人讲话，逃避需要持久脑力活动的任务，易受无关外部刺激的干扰，观察能力低下，缺乏有效的观察策略。

（6）推理能力差，难以同时从多个维度对信息进行加工。

（7）在认知活动中，缺乏良好的计划、自我监控与自我评价能力。

二、孤独症儿童认知能力训练的目标

1. 促进感知觉能力的发展

孤独症儿童的感知觉能力发展不平衡，训练感知觉能力是促进孤独症儿童认知能力发展的重要环节。主要训练内容包括：增进感知觉的反应能力，扩大感知觉的范围，记住感知觉的内容。

2. 提高思维的运用能力

尽量让孤独症儿童对相同的物体进行归类，在家长和老师的指导下完成连贯的动作，学会寻找丢失的东西，记住地点、物品的名称，能够请求别人帮助，运用学过的知识解决简单的、甚至复杂的问题等。

3. 加强基本技能训练

对孤独症儿童进行基本技能训练，不仅能促进他们的智力发展、丰富他们的语言，还能提升他们的认知能力。比如，我们可以教儿童认识方位、大小、多少等。

4. 丰富生活经验

同普通儿童一样，孤独症儿童的认知能力发展也是从认识身边的事物开始的，他们由于共同关注能力的缺陷，学习比较慢和被动。家长应加以引导，使他们能认识自己及身边的人和事物，比如知道自己的姓名、性别、身体各部位的名称、家庭住址、家人的姓名及工作单位等。这些都是孤独症儿童最基本的认知教学内容。家长在陪伴孩子的时候，应该保持一种走到哪里教到哪里的心境。

5. 提高心智解读能力

心智解读（mind reading）又称为心理理论或者心灵理论（theory of mind，ToM），指推断他人的心理状态（情绪状态、信念、意图等），并使用这些信息来解读他人的语言、理解他人的行为、预测他人的行动及调控自身行为的能力。

三、孤独症儿童如何开展认知能力训练

1. 多感官训练

感知觉是认知能力发展的基础。由于大多数孤独症儿童的视觉优于听觉，对抽象概念的认知存在较大的障碍，家长可以利用环境和实物图片等直观材料对孩子进行相关训练。如果在利用视觉优势的同时调动听觉、触觉、味觉等感觉器官参与，将达到更好的训练效果。

2. 循序渐进

孤独症儿童的认知学习就发展规律来说要由表及里、由浅入深、由局部到全面、由低级到高级。家长不能操之过急，需要耐心等待孩子的每一次进步，逐步帮助他们积累知识经验，提高他们的认知水平。

3. 穿插新旧任务

在进行认知能力训练时，家长需要尽可能激发孤独症儿童学习的动机，要在孩子掌握每一个技能的过程中为他们创造成功的机会，在教他们学习新技能的同时也让其有足够的机会重复学习已经学到的技能，并且让他们因此而得到奖励，从而增强他们进一步学习的信心。

4. 适度预期

家长要考虑孩子在发展水平、学习方式、学习速度等方面的个体差异，更要避免按照普通儿童的认知特点要求他们。要使内容和方法具有一定的弹性，根据孩子的实际情况进行调整，既不对孩子的认知能力放弃期望，也不以过高标准要求孩子而使其产生挫败感。

5. 学习与泛化

孤独症儿童缺乏知识的运用与迁移能力，家长需要将认知学习内容随机融入日常生活与游戏之中，并与语言、社交、自理、运动等训练内容结合起来，举一反三，尽力帮助孩子将学过的知识与技能融会贯通。

四、认知能力训练的注意要点

1. 以能力训练为主

孤独症儿童认知能力训练的重点不应当是学会多少知识，而是通过训练提升他们应对因感知觉发展滞后而导致的注意缺陷、行为紊乱、理解偏差等一系列病理问题的能力。若不提升孩子处理这类问题的能力，将在很大程度上影响他们接收外界信息的能力，比如：如果注意力无法集中，就难以进行有效学习；如果没有辨识和类别的概念，就难以对事物进行有效归纳和分析。由此，通过认知能力训练提升孤独症儿童的注意力、理解能力、模仿能力等基础能力，可以更好地帮助孤独症儿童改善其核心障碍。

2. 从身边熟悉的事物开始

同正常儿童一样，孤独症儿童的认知发展也需要从身边熟悉的事物开始，家长需要利用日常生活中的每一个机会加以引导，使孩子通过身边熟悉的环境，了解自己及与自己相关联的人和事物。例如，使孩子知道自己的姓名、性别、身体各部位的名称、家庭住址、家人的姓名及工作单位等，这些都是最基本的需要掌握的认知内容。

3. 善用高级强化物

孤独症儿童家庭康复中，强化物的使用不可或缺。孤独症儿童对强化物的兴趣越大，他的认知范围就越大。每种强化物都可以成为孩子的认知对象，家长需要常常观察孩子的关注对象，随机运用能引起他们兴趣的事物进行认知教学。例如孩子喜欢玩具车，就可以在与孩子玩车的互动过程中使孩子认知"车的颜色""车的功能""车的种类"等一系列内容。事实上，扩展孩子对事物的兴趣也就扩宽了他们的认知范围。

4. 注意事物的功能属性

事物的色彩、形状、味道等都具有多种多样的形式。孤独症儿童往往只关注其中某一个方面的特征，而无法对事物的整体特征进行整合和类化。例如只关注车轮转动，而无法理解车的功用。家长需要训练孩子对事物进行整体认知、类别认知和关联认知，让孩子对环境中事物的多种变化做出恰当反应，从而提高其对社会环境和周围事物的理解与接纳能力。

5. 提供知识泛化空间

许多孤独症儿童对认知对象的环境具有选择性，有的孩子在一种环境中认识某种事物，换另一种环境就完全不能识别；同样是杯子，不同的设计风格会干扰他们对杯子的正确命名。家长除了选择多样性的认知训练材料以外，更重要的是教孩子将学到的知识运用到生活中的每一处。例如在孩子知道什么是"服务员"之后，就要帮助孩子将"服务员"的概念进一步泛化，扩展到餐厅、旅馆、车站等其他环境中，让孩子掌握并进一步固化"服务员"概念的实质。

6. 抽象事物形象化

由于儿童思维的发展特点是从直观行动思维到具体形象思维再到抽象逻辑思维，所以孤独症儿童难以理解抽象事物，这是其认知发展的一大障碍。家长需要多动脑筋，将抽象事物形象化。例如在帮助孩子理解"愤怒"这个概念时，家长可以运用图片展示不同的能引起愤怒的事件来帮助孩子配对，也可以扮演事件中的人物表现出愤怒的情绪，逐渐让孩子理解"愤怒"的具体含义。同时，从训练室走向具体的生活场景，更多地利用生活事件来创造训练过程范式所要求的条件，引导孩子学习。

五、认知能力训练的基础内容

1. 命名（事物的名称）

为了满足孩子的发展需求，我们一般要求孩子掌握 150 种事物的命名，主要以身边常见的事物作为切入点，例如蔬菜、水果、动物、家用电器、交通工具等。

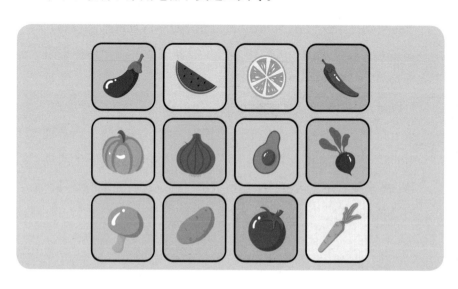

2. 配对（最先教给孩子的）

如按一样的形状、一样的颜色等来配对。

1）实物与实物配对（经常做的）。

2）实物与卡片配对。

3）卡片与卡片配对（经常做的）。

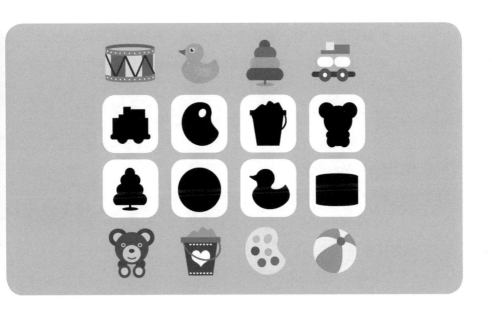

3. 模仿（学习的基础）

1）大动作模仿：拍手、举手、拍腿、拍肚子等。

2）精细动作模仿：捏、捡（小肌肉）等。

3）声音模仿："啊""哦"等。

4）仿搭积木：一次一块、一次两块、一次搭完、镜面仿搭（不让孩子看到）等。

4. 了解物品的功用（功能）

1）杯子是干什么用的？喝水。

2）用什么喝水？用杯子喝水。

5. 认识颜色（红、黄、蓝、绿、黑、白等）

在教授孩子颜色时切记：红色与黄色要分开，绿色与蓝色要分开。

例如，一般先教给孩子红色、黑色及白色三种颜色，便于孩子掌握，因为这三种颜色的色差比较大，利于孩子在视觉上分辨。

6. 认识形状

1）理解（知道）：例如我们拿出两个图形，问哪个是圆形？哪个是三角形？

2）表达：这是什么形状的？

3）泛化：如桌子是什么形状的？长方形。饼干是什么形状的？正方形。

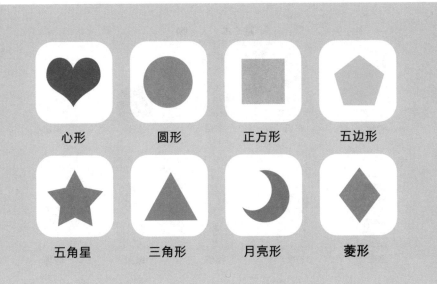

心形	圆形	正方形	五边形
五角星	三角形	月亮形	菱形

7. 认识人物

1）基本人物：爸爸、妈妈、爷爷、奶奶、哥哥、弟弟、姐姐等。

2）职业人物：医生、警察、教师、司机、厨师等。让孩子知道这些职业人物的基本工作性质。例如厨师是干什么的？做饭的。

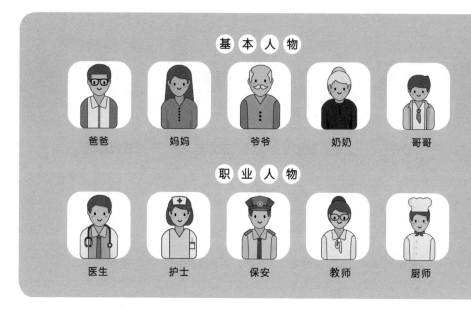

8. 认识地点

1）命名（对地点的命名）：例如超市、医院、学校等。

2）了解地点的功用：例如生病了去哪？去医院。上学去哪？去学校。

9. 区分比较

大—小、多—少、长—短、高—矮、厚—薄，如果孩子的学习能力较强，可以忽略这一环节。

1）理解：用相同的东西（让孩子抓住你所给的事物的主要特征，排除其他干扰）。

2）表达：哪个是高的？哪个是矮的？

3）泛化：例如我们拿出两个不同的物品，向孩子提问哪个大？哪个小？

10. 分类（要从最基础的开始）

1）能吃的、不能吃的。

2）水果、蔬菜、动物：例如让孩子把同一类事物放在一起（一样的放在一起），将动物放在一起，将水果放在一起。要切记水果与蔬菜不能放在一起同时教给孩子。水果要尽量选择颜色鲜艳的，蔬菜要尽量选择绿色的。

11. 数学（对数字概念的理解）

1）认识数字：1～10，认识并会写。

2）唱数与点数：

A.唱数：1～100。（数段：1～10，1～100，2～5，4～10）

B.点数：摆成一条直线—摆成两列—拿出一堆数。

3）按数取物：给孩子一个数字，让孩子拿出相应数量的物品。

六、在自然环境中进行认知能力训练的例子

1.吃饭时间

（1）目标：认识物品名称（命名）、给物品配对（碗和筷子）、认识简单的数量并学会算数。

（2）安排：一边准备晚餐，一边问孩子"这是什么菜？"或告诉孩子"这是番茄"；就餐前让孩子帮家人摆碗筷，让孩子明白碗和筷在功能上是配对的；洗水果时让孩子数水果的个数。随着孩子认知能力的提升，还可以让孩子分别问家人要吃几个水果，并算出正确的总数。

2.折衣服

（1）目标：练习分类（大小、形状、种类等）、练习配对、精细动作的训练。

（2）安排：让孩子帮忙叠衣服；让孩子把同一类的衣服

放在一起，并收在衣柜里；一边叠衣服一边问孩子"这件是谁的？""有几件是宝宝的？""黄色的有几件？""裤子有几条？"

3. 去超市购物

（1）目标：实物配对、付款、增强记忆等。

（2）安排：去超市前，先让孩子看图认识水果、蔬菜，然后列出购买清单（如香蕉2根、苹果5个、芹菜2把）。如果孩子还不识字，就用图画表示水果、蔬菜。在超市让孩子根据清单找到需要购买的水果、蔬菜，若能力较好，可要求孩子按照清单上的数量拿物品，然后去柜台排队付钱。排队的过程中也可对孩子进行规则的教学。回家后，鼓励孩子叙述在超市买东西的流程，如去超市时发生了什么、先买了什么、再买什么、怎么排队买单等。

4. 搭地铁

（1）目标：学会搭乘地铁、认识沿途地点、练习数数、增强记忆等。

（2）安排：乘地铁前，先向孩子简单说明搭乘地铁的流程，包括购票、找入口、插卡、排队、上车等。在人相对较少的时间段带孩子搭乘地铁，在每一站告诉孩子站名，并引导孩子看站名，同时可以让孩子对上车的人进行点数。家长和孩子回家后，可以一起回忆乘地铁的过程等。

参考文献：

［1］协康会.孤独症儿童训练指南:活动指引1　认知［M］.
　　广州：广东海燕电子音像出版社,2015.

［2］张茂林，杜晓新.特殊儿童认知训练［M］.南京：南
　　京师范大学出版社,2015.

［3］潘前前，杨福义.如何发展自闭谱系障碍儿童的认知
　　能力［M］.北京：北京大学出版社,2014.

第六章

自理能力训练

任何一个生活自理活动都是由几个环节组成的链条，在训练前，要首先将活动分解成若干个环节，然后逐一进行训练。当每个环节都能完成得很好时，要将各个环节连成链条，训练孩子自理能力的连续性及完整性。

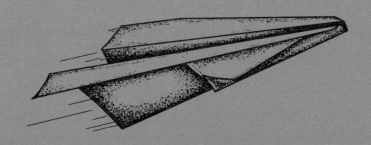

　　自理能力是指人们在生活中自己照顾自己的行为能力，是自我服务性的活动。生活自理能力对于任何人来说都是基本能力，但家长常因各种原因忽视对孤独症儿童生活自理能力的培养。任何一个生活自理活动都是由几个环节组成的链条，因此在训练前，要首先将活动分解成若干个环节，然后逐一进行训练。可以从第一个环节开始训练，我们称之为"前进法"；也可以从最后一个环节开始训练，我们称之为"后退法"；也可以从最简单的环节开始训练，具体情况依孩子的能力而定。当每个环节孩子都能完成得很好时，要将各个环节连成链条，训练孩子自理能力的连续性及完整性。本章同时举例详细阐述了如何在家庭中对孩子进行自理能力的培养。

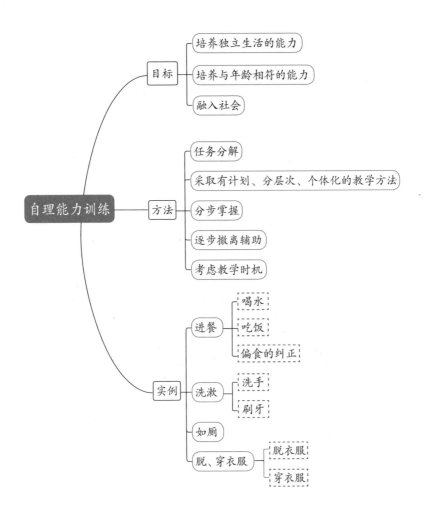

自理能力训练学习思维导图

一、自理能力的概念及提升意义

自理能力是指人们在生活中自己照顾自己的行为能力，是一种自我服务性的活动。一般包括以下几个方面。

（1）在生活上能自己处理日常生活琐事，比如穿衣服、梳洗、如厕、做饭、吃饭、购物等。

（2）能处理好人际关系，能独立处理一些事务。

（3）在心态上能独自承受相应的压力。

（4）在学习上能独立思考等。

生活自理能力对于所有人来说都是最基本的能力，然而对于孤独症儿童的家长来说，对孩子自理能力的培养是最容易忽视的问题。家长的重心往往在于孩子对知识的掌握，而不是生活技能的形成。很多孤独症儿童在学习基本的生活自理技能方面都有困难，比如在穿衣服、吃饭等基础的生活自理能力方面，大部分孩子往往需要成人的帮助。其实，在科学的训练和家长细心的关怀下，大多数孤独症儿童能够学会相当复杂的自理技能。但部分家长并没有有意识地加以训练，致使自己成为孩子永久性的"生活保姆"。这是最令家长痛心的，也是家长最不希望的。自理能力训练不是狭义的吃喝拉撒，而是整合了认知、运动、技能的全方位教育模式，并不是停留在现实意义上的吃饱睡好。良好自理能力的养成可以伴随孩子一生，对孤独症儿童的后续发展起着很大的作用。由此可见，早期进行自理能力训练对孤独症儿童来说非常重要。

自理能力是一个人必须具备的最基本的生活技能，也是独立生活的必要条件，而学会独立生活是我们训练孤独症儿童的根本目标。同时，良好的自理能力表现也有助于社交能力的发展。所以，拥有一定的自理能力对孤独症儿童来说是尤为重要的。孤独症儿童自理能力的训练以心理行为训练为主，其他替代疗法（如中国传统医学针灸等）为辅。

二、培养孤独症儿童自理能力的目标

（1）培养孩子日常独立生活的能力。

（2）培养孩子与年龄相符的能力。

（3）促使孩子融入社会。

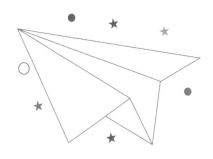

三、培养孤独症儿童自理能力的方法

（1）进行任务分解。把所有技能都分解成便于教学的部分。任务分解能简化技能，也能使孤独症儿童少受到挫折，并确保其理解每一个步骤。更重要的是，任务分解有助于保持教学的一致性，使所有老师及家长都能根据任务分解规定的步骤进行教学。

（2）为了让孤独症儿童完全掌握并保持技能，必须采用有计划、分层次、个体化的教学方法。直接教授完整的复杂技能并不见得是有效的教学方法。

（3）充分领会"掌握"这一概念。通常情况下，一次只能教一个步骤，只有孤独症儿童掌握了上一步，才能教他下一步。只有孤独症儿童连续三个教学单元都能在没有任何提示的情况下独立完成某一步骤，才能认为他已经掌握了这一步骤。

（4）教学时尽量采用必要的、干预程度最低的提示。下面是一些常用的提示，根据干预程度由低到高排列：手势提示、间接的语言提示、直接的语言提示、示范、身体引导。最终应逐渐减少提示（辅助），以便孤独症儿童独立完成任务。要运用差别强化手段，对只需较少的帮助就能完成的步骤，应给予较大的强化。

（5）要考虑教学时机，尽量在条件最有利的时候进行教学。要在孤独症儿童最能接受、与老师或家长互动最有效的时候进行教学。重要的是，要在孩子没有出现行为问题、具有学习兴趣和学习动机的时候进行教学。应该利用各种自然出现的机会进行教学，但不能以牺牲教学质量为代价。

四、家庭中可实施的自理能力训练

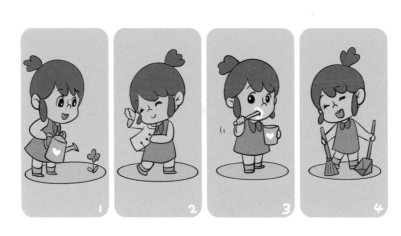

　　家庭是孤独症儿童实现生活自理的主要场所，在这里，我们举例从进餐（包括喝水）、洗漱、如厕、穿（脱）衣服等四个方面来说明。任何一个生活自理活动都是由几个环节组成的链条。因此，在训练前，要首先将活动分解成若干个环节，然后逐一进行训练。可以从第一个环节开始训练，我们称之为"前进法"；也可以从最后一个环节开始训练，我们称之为"后退法"；也可以从最简单的环节开始训练，具体情况依孩子的能力而定。当每个环节孩子都能完成得很好时，要将各个环节连成链条，训练孩子生活自理能力的连续性及完整性。以下所列举的不同方面生活自理能力训练程序及次序，基于不同文化人群可酌情删减或微调。所采纳的训练方法多基于 ABA 教学法（本书第一章）。

（一）进餐

进餐（包括喝水）是最基本的技能。我们经常看到孤独症儿童由于手部精细动作发育欠佳、手眼协调能力差，往往勺子里的饭或者杯子里的水还没到嘴边就已撒得不剩多少了。因此，进餐的成功取决于孩子手部精细动作的发育程度及手眼协调能力的整合。

1. 喝水

（1）材料的选择。

杯子的大小要适中，不易摔碎，易于孩子操作。

（2）步骤。

学会拿空杯子—拿起装有水的杯子（开始时水不要太多）—将杯子移到嘴边—喝水—将杯子放下。

（3）具体训练过程。

第一步：把空杯子放在孩子面前，对他说"拿杯子"。如果孩子不能做出正确反应，马上辅助他，用手以正确的姿势将杯子拿起，并用语言表扬孩子，直到他能独立拿起杯子为止。

第二步：把装有水的杯子放在孩子的面前，对他说"拿杯子"。如果孩子不能独立完成，马上辅助，直到其能独立完成为止。

第三步：能独立完成前两步后，撤掉之前的语言提示"拿杯子"，给予新的语言提示"把杯子端起来"。如果孩子不能独立完成，马上辅助他完成。当孩子能够独立完成时，撤掉语言提示"把杯子端起来"。

第四步：能独立完成前三步后，撤掉之前的语言提示"把杯子端起来"，给予新的语言提示"移到嘴边"。如果孩子不能独立完成，马上辅助他完成。要求孩子保持手臂的平衡，将杯子移到嘴边。当孩子能够独立完成时，撤掉语言提示"移到嘴边"。

第五步：能独立完成以上步骤后，给予语言指令"喝水"。如果孩子不能独立完成，马上辅助他。如果孩子能够张开嘴喝水，要马上强化他。

第六步：能独立完成以上步骤后，给予语言提示"把杯子放在桌子上"。如果孩子不能独立完成，马上辅助他将杯子从嘴边移开，放到桌子上，并给予强化。孩子一旦能独立完成，撤掉语言提示"把杯子放在桌子上"。

以上运用的是身体辅助。如果孩子已经具备一定的动作模仿能力，那么用动作示范的方法更好。

当孩子能够独立完成喝水的整个过程后，训练孩子想喝水时自己主动找杯子，再逐渐训练孩子自己去饮水机上接水喝。

（4）训练中容易出现的问题。

1）拿杯子的姿势不对。

2）手的自我刺激行为太多。

3）将手伸进杯子里玩水。

4）长期依赖家长帮助。

2.吃饭

由于勺子是最易于操作的进餐工具，因此从用勺子开始教孩子进餐，孩子最易掌握。

（1）材料的选择。

勺子的大小要适中，易于孩子操作。

刚开始训练时，选择孩子喜欢的、软的食物，如苹果酱、粥等，因为软的食物更容易用勺子舀起。孩子喜欢的食物可以增加其进食的欲望，提高孩子用勺子的积极性。

（2）步骤。

采用前进法或后退法均可，以下以前进法为例。

拿起勺子→将勺子移至碗处→将勺子插入食物中→从碗里将装有食物的勺子拿出来→将装有食物的勺子送入口中→将勺

子从口中拿出来，放到桌子上。

（3）具体训练过程。

第一步：把勺子放在碗的旁边，对孩子说"吃吧"。如果孩子不能做出正确反应，马上辅助他将勺子拿起，并用语言表扬他，同时从碗中舀出一小块食物给他作为奖励。直到他能独立拿起勺子为止。

第二步：把勺子放在碗的旁边，对他说"吃吧"。当孩子成功地拿起勺子，马上提示他"把勺子放进碗里"，如果孩子不能独立完成，马上给予辅助，直到他能独立完成为止。孩子一旦能独立完成，要马上将语言提示"把勺子放进碗里"撤掉。

第三步：能独立完成前两步后，给予语言提示"舀食物（或食物的名称）"。如孩子不能独立完成，马上辅助他转动手腕将勺子放在食物的下面将食物舀起来，并及时给予强化。当孩子能独立完成这一步，要撤掉语言提示 "舀食物（或食物的名称）"。

第四步：能独立完成以上三步后，给予语言提示"把勺子端起来"。如果孩子不能独立完成，马上辅助他保持手臂平衡，将勺子靠近口部。当孩子能够独立完成时，撤掉语言提示"把勺子端起来"。

第五步：能独立完成以上步骤后，给予语言提示"把勺子放进嘴里"。如果孩子不能独立完成，马上辅助他。如果孩子能够张开嘴接受食物，要马上强化他。当孩子能独立完成时，撤掉语言提示"把勺子放进嘴里"。

第六步：能独立完成以上步骤后，给予语言提示"把勺子放在桌子上"。如果孩子不能独立完成，马上辅助他将勺子从口中拿出来，放到桌子上，并给予强化。当孩子能独立完成时，撤掉语言提示"把勺子放在桌子上"。

以上运用的是身体辅助。如果孩子已经具备一定的动作模仿能力，用动作示范的方法更好。

孩子可以独立地用勺子吃一些软的食物以后，可以教他吃体积小的固体食物。辅助的关键是保持平衡，将装了食物的勺子送入口中。

孩子能够使用勺子独立吃各种不同的食物后，可以教他用筷子吃饭。学习使用筷子，首先教孩子拿筷子的正确姿势、手指的正确部位，然后练习用筷子夹起一些固体的东西，如小积木块等。

（4）训练时容易出现的问题。

1）精细动作做不好，不会抓握勺子或者不能将食物舀到勺子里。

2）手的自我刺激行为太多。

3）吃饭时坐不住。

4）长期依赖家长喂饭。

3. 偏食的纠正

很多孤独症儿童都有偏食的问题，有的偏食非常严重，严重影响孩子的身体健康。偏食是孩子固定的行为方式的一种表现，因此我们要加以纠正。具体做法是：用孩子喜欢的食物作为强化物，要求他吃那些他不愿意吃的食物。如果孩子特别喜欢一种食物，我们可以利用一种与之相似的食物进行训练。

具体训练过程如下。

和孩子面对面坐在椅子上，在桌子中间放两个非常小的孩子不爱吃的食物，在靠近家长的一边放一个孩子爱吃的食物。

第一步：发出指令"这样做"，用一个手指去碰一下不喜欢的食物，让孩子模仿，马上给予孩子喜欢吃的食物作为强化。

第二步：发出指令"这样做"，拿起食物，然后放回去，让孩子模仿，给予孩子喜欢的食物作为强化。

第三至第五步：发出指令"这样做"，拿起食物用鼻子闻一闻，然后放回去，让孩子模仿，给予孩子喜欢的食物作为强化。

拿起食物放到嘴唇边，然后放回去，持续 1～5 秒，让孩子模仿，给予孩子喜欢的食物作为强化。

拿起食物放到舌头上，然后放回去，让孩子模仿，给予孩子喜欢的食物作为强化。

如果孩子拒绝，则马上回到之前的步骤。

第六至第七步：发出指令"这样做"，将一个非常小的食物放到嘴里，示范给孩子看，要求其模仿。当孩子咽下去时，马上强化。

孩子将食物放到嘴里后，要马上示范咀嚼。如果孩子不嚼，帮他挪动他的嘴。

（二）洗漱

刷牙对于孤独症儿童来说比较困难，洗漱可先从洗手教起。可将目标分解成若干个环节，然后对照自己的孩子，看哪个环节有问题。一般采用动作示范和身体辅助，具体情况依孩子能力而定。如果用动作示范的方法，前提是孩子要有模仿能力。

1.洗手

（1）需要的材料。

毛巾、香皂。

（2）步骤。

打开水龙头→将双手放在水下→将手弄湿→拿起香皂→将香皂涂抹在手上→放回香皂→双手搓出泡沫→清洗双手→关上水龙头→拿毛巾→擦干手→挂毛巾。

待孩子掌握以上洗手的基本程序以后，可以教孩子在洗手前将衣服袖子挽起来。

（3）训练中容易出现的问题。

1）手的动作不正确。

2）打不开水龙头。

3）能打开水龙头，但水开得太大。

4）玩水。

5）吃或舔香皂。

6）不知道怎么用香皂。

7）不知道什么时候该洗手。

2. 刷牙

（1）所需材料。

牙刷、牙膏、杯子、毛巾。

（2）步骤。

打开水龙头→接一杯水→关掉水龙头→含一口水→漱口→放下杯子→拧开牙膏→抓住牙刷→将牙膏挤到牙刷上→刷左／右边的牙→刷右／左边的牙→刷前边的牙→放下牙刷→拿起杯子→含一口水→漱口→放下杯子→打开水龙头→冲洗牙刷→放回牙刷→关上水龙头→盖好牙膏→擦干手→擦干嘴。

（3）训练中容易出现的问题。

1）不会吐水。

2）吃牙膏。

3）挤牙膏用力过大。

4）刷牙不会用力。

（三）如厕

在生活自理的各项内容中，最令家长苦恼的恐怕就是孩子大小便不能自理了。孤独症儿童能独立在厕所大小便，不仅能减轻父母及陪伴人员的护理负担，更是孤独症儿童在成长过程中具备的生活自理能力的重要基础环节。

孤独症儿童在感知自身和外部世界的关系上有障碍（有的儿童有相当严重的障碍），因此对于大多数人来说并不复杂的如厕行为，对于孤独症儿童来说并不简单。训练儿童的目标不仅是排尿或排便，而应是从有便感到便后处理的一连串行为的完成和联结。包括以下环节。

（1）感知与传达：有便感，将便感表现出来，将有便感的信息传达给他人。

（2）选择场所：在熟悉的场所与不熟悉的场所，等待进入厕所后再排便。

（3）便前及便后的处理：便前脱裤子，便后使用手纸擦拭肛门，穿好裤子，冲厕所，洗手，出厕所。

只有当孤独症儿童在以上环节中都能顺利进行时，才可以说他已经养成了良好、规范的如厕习惯。

我们要训练孤独症儿童上厕所的行为，首先应该对照以上环节找出问题所在。找到了问题，也就找到了训练的着眼点，可以更有针对性地进行训练。训练时要把握以下原则：细心观察、及时提醒、辅助到位、持之以恒、忽视错误。

[例]

以感知与传达阶段的训练为例

细心观察：观察孩子在排泄之前通常会有哪一种或哪几种表现，必要时记录下来，并让孩子身边的人了解。观察孩子时要尽量做到漫不经心，不要给孩子一种受到监视的感觉，否则会增加排泄前的紧张感，给训练增加难度。

及时提醒：一旦发现孩子的便感表现行为，就及时提醒他"上厕所"。注意说话时要平静，不要流露出紧张的情绪。

辅助到位：如果发现孩子不知道厕所在哪里，或者他虽然知道却没有表现出要去的样子，则在提醒其上厕所的同时，还要用手指出厕所的位置；如果孩子还没有反应，就应带领他走到厕所，同时夸奖他"真棒"（目的是让孩子逐渐感受到这样做是正确的）。辅助几次以后，要观察孩子是否有独立反应的能力，逐步减少辅助。

持之以恒：在训练一段时间后，如果孩子仍没有明显的进步，也不要放弃，坚信只要坚持就会成功。效果不明显的原因往往是孩子身边的人不能采取一致的态度。所以，让全家人共同参与训练是非常重要的，或者在训练初期确定一个人专门负责操作训练。

忽视错误：在孩子出现错误行为如尿到衣服上后，家长正确的做法是忽视；让孩子有一定的参与或指导、辅助孩子换衣服；尽量在有目光接触的情况下，用严肃的表情告诉他如何做是正确的；告诉他厕所在哪里，指着厕所说"要在厕所尿"，将他喜欢的东西展示在他面前，然后拿走，同时告诉他"没有×××了，因为你尿裤子了"。对于语言理解弱的孩子要用动作示范和手势辅助。

注意：当孩子做出正确反应时，家长要夸奖孩子。这种夸奖要是及时的、发自内心的。有些家长常常在孩子完成某个分解步骤时，表情漠然，还不停地追加要求"快点儿"，这样可能使孩子无法体验到成就感，从而没有继续完成任务的动机。

下面介绍的是教孩子如厕技能的强化训练（一天时间内的训练安排），供参考。

所需材料：尿盆、计时器、记录本和大量孩子喜欢的饮料、咸的小食品和孩子喜欢的玩具。

要求已具备的能力：已经掌握了穿、脱裤子的技能。

训练过程：要求训练过程一定是个愉快的过程。

1. 训练前的准备

强化训练的那一天要注意三点：让孩子摄入流质食物及较平日多 1 ~ 2 倍的水，增加排尿频次；若孩子尿裤子，则用他不喜欢的事作为惩罚，如洗裤子持续 2 分钟或用湿布擦地 3 ~ 4 分钟；训练贯穿全天。

2. 训练步骤

（1）早上孩子起床后，辅助他说"尿"，让他坐在马桶上，或用图片等非口语的方式演示他上厕所的需要。给他提供较平日多 1 ~ 2 倍的水和易引起口渴的食品。这一步训练孩子不应穿任何裤子，以避免孩子不能明确训练目标，到底是脱裤子坐在马桶上，还是坐在马桶上排尿。坐在马桶上 30 分钟，可以看书、听绘本等，做任何他喜欢的活动，活动由孩子自主选择。当他排出尿时，大力表扬并给予他饮料作为强化，为下一次排尿做准备。让孩子离开厕所玩 5 分钟（如果你判断孩子在玩时很可能排尿，就要缩短他玩的时间）。5 分钟后，让孩子再次回来坐在马桶上，每隔 3 分钟对他在马桶上坐得好给予表扬。如果 30 分钟过去也没尿，让孩子在马桶附近玩 5 分钟且保持不穿裤子的状态。如果孩子在玩的期间开始排尿，就立刻让他回到马桶上并强化他将尿排到马桶里的行为。如果孩子在玩的过程中没有排尿，则 5 分钟玩的时间过去后立刻回到马桶上再坐 30 分钟。

（2）当孩子成功排尿 3 ~ 4 次且在玩时不排尿，将坐在马桶上的时间缩短为 25 分钟，玩的时间延长为 7 分钟。如果在玩时开始排尿，应马上回到马桶上。如果连续 3 ~ 4 次排尿成功，延长玩的时间至 15 分钟，逐渐缩短坐在马桶上的时间，直至坐在马桶上的时间减为 5 分钟。

（3）当掌握了以上两步后，让孩子穿上裤子。

（4）如果孩子在玩的时候没有尿裤子，那么可以延长玩的时间，坐在马桶上的时间要适当减少。在孩子玩的时候，要注意检查孩子的裤子。如果孩子尿裤子了，要让孩子看看尿湿的裤子，对孩子说"不行"。可以用让孩子洗裤子持续2分钟的方式作为惩罚，玩的时间要缩短为5分钟。

（5）继续强化孩子在厕所里排尿和在玩的时间没有尿裤子的行为，一直延续到睡觉。晚上则可以用尿布。

（6）经过一天的强化训练，恢复到孩子的正常作息时间安排。当孩子持续了45分钟没有排尿，则需要提醒孩子上厕所。继续保持几天训练时的衣着：一条裤子和一件上衣。定时器对把握排尿的时间间隔及对减少尿裤子的次数很有帮助。继续强化孩子不尿裤子的行为。

（7）几周以后，逐渐延长玩的时间。对于大部分孩子来说，两次排尿的间隔时间大概是1小时或者1.5小时。如果孩子在一天的强化训练结束时，两次排尿的间隔时间为30分钟，坐在马桶上的时间为5分钟或是更少，那么第二天仍然保持这样的时间间隔，然后逐渐延长间隔时间到35分钟。以后每两天延长间隔时间5分钟。如果在这个过程中孩子出现尿裤子的行为，就缩短间隔时间。

其他如厕技能：

男孩站着排尿有时可能会尿不准，尿到便池外面。最好给他们确定一个目标，可以在便池内放一个东西作为目标。

擦屁股：发出指令"撕纸"，帮助孩子确定手纸的长度后再撕下来，擦完后给予其语言提示，必要时辅助其将纸扔到纸篓里。孩子成功完成后，给予奖励强化。

冲水：孩子排便以后，发出指令"冲水"，你可以手把手辅助孩子按下或打开水的开关。如果孩子有模仿能力，你可以示范给他看，然后强化他。

在训练刚开始时，可以用便盆。由于孩子的控制时间短，便盆要放在距离孩子不远的地方，这样可以保证孩子及时排便。随着孩子控制时间的延长，逐渐要求孩子到厕所排便。坐便器更利于孩子训练。

3. 训练中容易出现的问题

（1）排便时没有表示，尿裤子。

（2）脱、穿裤子长期依赖家长辅助。

（3）玩厕所里的脏纸、脏水。

（4）上厕所不知道关门。

（5）还没有进厕所就脱裤子。

（6）如果厕所有人，不知道排队等候，随地排便。

（四）脱、穿衣服

一般来说，脱衣服比穿衣服更容易掌握，因此从脱衣服开始教孩子更适合（后退法）。对孤独症儿童来说，先学会脱鞋、脱袜子，逐步到学会脱裤子、脱上衣。系扣子、系鞋带是最难把握的，可放到最后再教。先将脱衣服分解成若干个环节，然后对照自己的孩子，看他在哪个环节有问题。一般用后退法，即从最后一个环节开始训练。在训练脱、穿衣服时，一般采用动作示范和身体辅助，具体情况依孩子能力而定。

1. 脱衣服

预备能力：具备一定的使用物品的模仿能力、多步大动作模仿能力和一定的语言理解能力。

脱衣服从脱开身上衣开始练习，是孩子最易掌握的。

脱开身上衣：

1）材料的选择：一件宽松的衣服（首先选择已解开扣子或拉链的开身上衣进行训练）。

2）步骤：

将一只手臂从袖子里脱出→将这只手臂从衣服肩膀处脱出→将另一只手臂从袖子里脱出→将该只手臂从衣服肩膀处脱出→训练解开扣子或拉链（由于拉拉链及解扣子对孩子的精细动作能力要求高，所以在训练脱衣同时需要单独训练拉拉链及解扣子）。

首先练习脱开身衣，当开身衣能熟练脱下后，练习脱 T 恤衫，要选择一件宽松的、头部开口大的 T 恤衫。

鞋和袜子也要选择宽松的、尺寸大的。

2. 穿衣服

穿开身上衣：

1）材料的选择：一件宽松的衣服。

2）步骤：

把衣服打开→认清衣服的前后面→把衣服披在肩上→穿进左边的袖子→穿进右边的袖子→把左右边衣服对齐→对好拉链→从下向上拉好拉链。

注意：系扣子、拉拉链，可以在木板或布上练习。

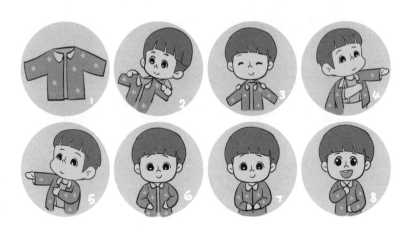

参考文献：

[1] 姜志梅. 居家干预适宜技术（自然情景教学、地板时光）［M］. 北京：北京出版社，2017.

[2] 钟敢，刘佳芬，园山繁树，等. 自闭症儿童成人指导指南生活自理篇：卫生［M］. 杭州：浙江科学技术出版社，2019.

[3] 刘佳芬，园山繁树. 自闭症儿童成人指导指南生活自理篇：饮食［M］. 杭州：浙江科学技术出版社，2017.

[4] 张弘，魏娜，李宁. 自理流程图在提高自闭症儿童生活自理能力中的应用［J］. 护理与康复，2016，15(1):51-53.

[5] CHEN W X, LIU G, LIU H S, et al. Acupuncture for non-verbal autistic children: randomized controlled trial［J］. Neuropsychiatry, 2019, 9（1）:2056-2069.

第七章

感觉统合训练

通过感觉统合训练，可以改善孤独症谱系障碍儿童在感觉方面的异常，减少他们的过度活动，提高他们对周围环境的兴趣，从而促进他们语言、社交能力的发展。

感觉统合是指大脑和身体相互协调的学习过程，是指机体在环境内有效利用自己的感官，以不同的感觉通路（视觉、听觉、味觉、嗅觉、触觉、前庭觉和本体觉等）从环境中获得信息输入大脑，大脑再对信息进行加工处理（包括解释、比较、增强、抑制、联系、统一），并做出适应性反应的能力，简称"感统"。很多孤独症谱系障碍儿童存在不同程度的感觉统合失调，包括视觉、听觉、触觉和前庭觉等方面失调。这些感觉运动方面的障碍显著限制了他们从外界获取有益的信息刺激，同时也阻碍了他们发展自身潜在的认知能力和社交能力。通过感觉统合训练，可以改善孤独症谱系障碍儿童在感觉方面的异常，减少他们的过度活动，提高他们对周围环境的兴趣，从而促进他们语言、社交能力的发展。本章将介绍各类感觉统合异常的表现及训练方法，同时将以实例说明如何对孤独症谱系障碍儿童进行感觉统合训练。

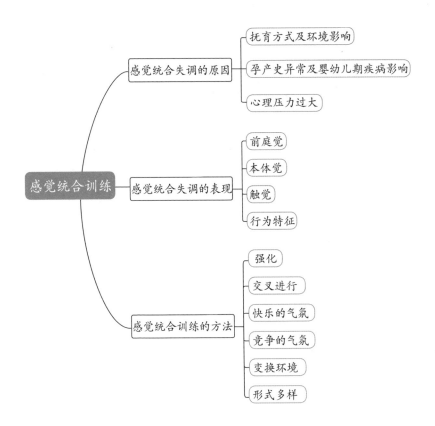

感觉统合训练学习思维导图

一、感觉统合的来源

感觉统合（sensory integration，SI）是由美国心理学家爱尔丝博士（Dr. Jean Aryes）在 1969 年提出的一个研究观点。爱尔丝博士发现在 3 ~ 13 岁儿童中，有 10% ~ 30% 的儿童会出现注意力不集中、学习成绩差、做作业拖拉、多动、自控能力差、动作协调不良，或是紧张、胆小、内向、爱哭、不合群、挑食等症候群。这并非智力及教育问题，而是由这类孩子的大脑功能发育不协调导致的。基于其前期研究的成果，爱尔丝博士于 1972 年系统地提出了感觉统合理论。她还开发了感觉统合的运动器及相关科学有效的测评方法，对感觉统合领域的发展做出了巨大的贡献。

感觉统合理论中有两个关键信息：一是感觉信息传入中枢时经过四次不同层次的整合，二是适应性反应。适应性反应是指个体的身体与环境接触后产生的，能自然地协助控制身体、感觉、情感的行为反应，即个体回应环境挑战的最佳反应。总的来说，感觉统合最终的目的便是促进儿童产生适应性反应。

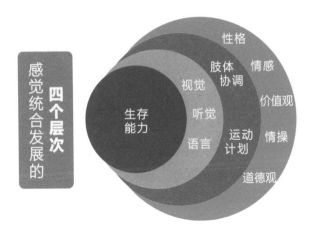

二、感觉系统及感觉统合训练的概念

感觉系统包括触觉系统、前庭系统、本体觉系统、视觉、听觉、嗅觉、味觉等。不同的感觉有着不同的感受器及感觉通路。大脑的加工中枢也不在一个位点上，每种感觉都感受着与其他感觉不一样的刺激，也发挥着不同的功能。感觉统合是指人从环境中接收信息，向环境反馈信息的互动过程，具体地说：外界刺激通过人的视、听、味、嗅等各种感觉器官、神经组织进入大脑各功能区，大脑经过分析、判断、筛选，然后才能指挥身体对外界做出适当的反应，形成有效的统合。

感觉统合训练是以促进儿童感觉健康发展为目的的综合训练，即以科学有效的测评方法，把运用社会环境和使用各种物理器材作为手段，运用适当强度的外界刺激，有针对性地发展儿童感觉器官功能的协调能力，增强儿童大脑神经系统对信息的整合功能。

三、儿童感觉统合失调的潜在原因

1. 抚育方式及环境影响

（1）人工喂养。未能直接与父母有近距离的肌肤接触，用奶瓶、奶粉替代喂养。肌肤接触有利于孩子的性格发展。母乳营养价值高、抗体多，母乳喂养能使母婴有更多的肌肤接触，有利于建立母子之间的感情及进行最重要的触觉学习。

（2）限制性带养方法。老人或保姆带养孩子，多注重孩子的吃喝拉撒，生活上有很多制约，如不能随意触碰各类物品、不能跑、不能跳等。

（3）独生子女的单调生活方式。独吃、独睡、独玩，没有模仿对象，没有朋友一起玩游戏，与其他小朋友接触较少。

（4）都市化的家庭生活。家长过度保护，造成运动量的缺乏。

（5）被忽略的精细动作训练。不愿意让孩子动手做事情。

2. 孕产史异常及婴幼儿期疾病影响

诸多因素影响孕期卫生：从生命的胚胎开始，如精子、卵子的先天不足及受精卵本身的缺陷；妊娠期反应剧烈的呕吐、腹疼、引导流血、先兆流产、病毒感染（感冒、风疹等），情绪的紧张、焦虑、恐惧、忧郁，过分劳累，过分静养等因素；吸烟（被动吸烟）、酗酒、喝浓茶等不良习惯；高龄产妇也是原因之一。

生产过程异常：早产、低出生体重、过期产、胎吸、产钳术、剖宫产、胎位不正、脐带绕颈、缺氧等因素。

婴幼儿时期疾病或外伤：如脑损伤、颅内感染（脑膜脑炎）、癫痫、智力障碍；微量元素失衡，铅超标（中毒），缺锌、铁、碘等；遗传相关因素等。

3. 心理压力过大

有些孩子可能由于突然的或过大的外界刺激，心理受到伤害而发生感觉统合失调，如突然失去父母，环境的改变，遭到父母的严厉殴打、恐吓等。一切强加的粗暴行为都可能成为孩子心理失去平衡的诱因，可能诱发脑功能障碍，引起感觉统合失调。

四、孤独症儿童的感觉统合失调

大量的研究及临床观察发现，很多孤独症儿童存在不同程度的感觉统合失调，包括在视觉、听觉、触觉、嗅觉及味觉、前庭觉和本体觉等方面。通常表现为视觉、听觉敏感或迟钝、防御性触觉、本体觉模糊等。具体表现举例如下。

（1）在视觉方面，怕目光接触，却又过分注意灯光、窗帘四周的光线等，经常开关电灯、电视机，反复开关门或抽屉，喜欢不寻常的角度看物品等。

（2）在听觉方面，对某些可接受的噪声有过分反应，不能忍受某些声音，喜欢反复听某种声音等。

（3）在触觉方面，对痛觉、冷热等反应过敏或迟钝，不喜欢被人触摸，不喜欢触摸某些物品，不喜欢刷牙或梳头等。

（4）在嗅觉及味觉方面，特别注意物体的气味，表现出异常地嗅、舔或咬食各类物品的现象等。

（5）在前庭觉方面，喜欢无意义地走动、旋转、不断地拍手，不能协调自己的动作，拿起物件不停地摇晃等。

（6）在本体觉方面，喜欢碰撞自己的身体，动作怪异，喜欢被挤压的感觉等。

这些感觉运动方面的障碍显著限制了孤独症儿童从外界获取有益的信息刺激，同时也阻碍了他们发展自身潜在的认知能力和社交能力。因而，在现代早期干预体系中，感知觉运动方面的训练一直是推动孤独症儿童社交能力发展的重要手段之一。通过感觉统合训练，可以改善孤独症儿童在感觉方面的异常，减少他们的过度活动，提高他们对周围环境的兴趣，从而促进他们语言、社交能力的发展。

五、感觉统合失调的表现

（一）前庭觉

前庭觉又称内耳觉。前庭器官位于人的内耳，也就是颞骨的内部，包括椭圆囊、球囊和三个半规管。前庭系统的传入纤维分别将信息送到大脑左、右半球，促进身体左右两侧统合，使儿童在学习复杂动作时反应灵敏。前庭系统还有神经纤维联系情绪中枢，进而影响情绪中枢，包括正面与负面作用，如兴奋、平静及紧张等。

椭圆囊及球囊是前庭系统的动态感应器，负责接收加速的直线及旋转的感觉。

三个半规管主要功能是觉察头部的三个平面（垂直面、横

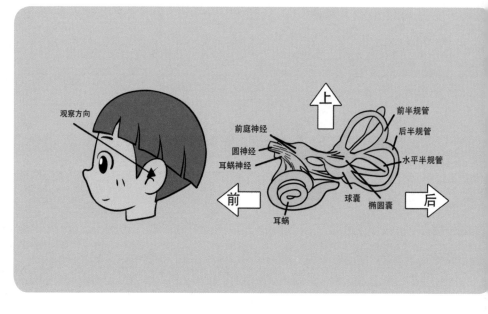

面和直面）的空间动作，即接收前后、左右、上下的移动感觉。

　　前庭系统感知人体在空间的位置及其位置变化，并将这些信息向神经中枢传递，主要产生两个方面的生理效应：一方面对人体变化了的位置和姿势进行调节，保持人体平衡；另一方面参与调节眼球运动，使人体在体位改变和运动中保持清晰的视觉。故它对保持姿势平衡和清晰的视觉起重要作用。实际上，前庭系统随时随地都在工作。比如在一辆正常行驶的公共汽车突然刹车的时候，站立的人往往会倾倒，但是他很快会控制自己的身体，不会摔倒，这时候就是前庭系统在发挥作用，调整了身体姿势，达到了平衡。

前庭系统与其他系统的运作息息相关，例如，儿童能专心地学习，就是前庭觉、本体觉与视觉三者共同作用的结果，即所谓"感觉统合"。

前庭觉失调的表现如下。

（1）平衡感不佳。头部不能长时间平衡地保持中间位，上课时多动不安，忽左忽右，颈部肌肉紧张。控制不好自己的身体，容易跌倒，站不稳。爱做小动作，调皮任性。在家时一会儿干这、一会儿干那，无法安静下来。四肢协调功能不良。站无站相，坐无坐相，经常受伤，害怕走平衡木。

（2）注意力涣散，自控能力差，无意识地多动。强烈的旋转、摇晃后不觉得晕，精力充沛，不觉得累。睡不安宁。安全与危险意识差，喜欢打滚爬高、恶作剧。组织能力差，生活上杂乱无章，易激动，对一些批评难以接受，情绪对抗、狂躁不安。

（3）视觉感不良，眼球和视觉肌的协调能力不足。视觉范围狭小，视觉空间不佳，剧烈旋转后可见眼球震颤。视觉感不良的孩子对动的画面容易注意力集中，如看动画片、玩电子游戏等，对静止的画面如黑板、书、鞋子等则无法集中注意力。无法流利地阅读，常多字少字。对周围的环境常会视而不见，穿鞋常穿反，视觉追踪能力较弱。

（4）听觉感不良。课堂上容易对外界刺激予以关注，对信息听而不全。对声音的辨识力不足。对大声吆喝、尖锐的声音特别讨厌，会出现烦躁捂耳朵的行为。

（二）本体觉

本体觉又叫关节活动感觉，所谓本体觉是指个体对于身体躯干与四肢活动时的感觉。本体觉包括肌肉、肌腱、关节、韧带等深层组织的感觉。本体觉大致与姿势的维持、活动的感觉、力度的控制等功能相关。

本体觉失调的表现如下。

（1）对自己身体的感知不清，引起行动障碍。眼睛看不到时便无法做出正确的动作，如比别人更难学会骑车、游泳。

（2）身体双侧及双手、双脚协调不良。不会跳绳，绳子偏在一侧，惯用一侧手，吃饭不能端碗，写字、画画左右不分。幼儿期走路不稳，自行控制能力差。

（3）重力不稳，手脚笨拙，方向感欠缺、距离感欠缺。易迷失方向。投球命中率低。

（4）运动能力不足。无法越过障碍，跨水沟困难，不敢走斜坡。

（5）懒惰，行动慢，做事效率低。早上起床慢，梳洗慢，吃饭慢，洗澡慢，做作业慢。

（6）精细动作做不好，动作协调能力差。不会系鞋带、扣纽扣、用筷子，手工能力差。

（三）触觉

触觉系统是人类发展的最早、最基本、影响力及覆盖率最广的感觉系统之一。触觉的接受器是皮肤。皮肤有多种不同的感受器，接受触摸、冷热和疼痛刺激。通过皮肤接受器，人能接受不同层面的触觉讯息，包括轻触、震动、温度、深压，以及对触觉的位置辨识。触觉系统具有保护和防御、识别、辨识等功能。

触觉失调的表现如下。

（1）由于触觉系统异常，孩子在保护、防御等功能方面存在异常，从而出现胆小、内向、害怕陌生环境、黏人、爱哭、孤僻、固执、脾气暴躁、咬人、自己打自己等表现，导致他们多有情绪不安，使父母及老师难以与他们沟通。

（2）特别喜欢熟悉的环境，喜欢接收固有的信息，不愿意学习新东西。

（3）有些孩子不喜欢被人触摸，甚至连自己的物品也不愿让别人碰。不喜欢拥挤、碰撞，在集体中容易与人发生争执，害怕沙土粘在皮肤上的感觉而抗拒玩沙土，不喜欢洗头、洗澡，不敢下水游泳，不愿穿毛衣。

（4）喜欢某种特殊熟悉的感觉，偏食，吸吮手指，咬指

（趾）甲，咬脚，咬铅笔，挖鼻孔，玩头发，触摸生殖器等。

（5）触觉迟钝的孩子对危险和疼痛反应迟钝，喜欢被拥抱、被抚摸，喜欢毛绒玩具或多毛的小动物，表现出皮肤饥渴（渴望与人进行身体的接触）的现象。

（四）行为特征

感觉统合失调，可能造成脑功能的反应不全，可能引发学习上的种种困难，学习成绩波动，无法达到应有的水准，学习能力的发展不足，同时也造成在成长过程中的一些行为问题。

（1）由于执行控制能力差，他们会经常违反园规、校规，损坏公物，发脾气，扔东西等。

（2）做事、说话不经思考，随心所欲，随随便便，不守信用。

（3）性格不良，情绪易变化。经常会受到别人的歧视或嘲弄，会产生自卑心理，逆反心理强烈，易怒，自信心不足，情绪消沉，自虐、自残也时有发生。

（4）不当的教育方法常会导致孩子出现撒谎、厌学、逃学、偷东西等一系列行为，甚至发展到犯罪的边缘。成年期好吹牛、酗酒、吸毒、有自杀倾向等。

六、感觉统合的评估

对于孤独症儿童来说，很多障碍也许就是感知觉异常障碍导致的。因此，在对孤独症儿童进行康复训练时我们需要对孤独症儿童进行完善、客观的感觉统合评估。那么，我们如何进行评估呢？

评估主要包括了间接与直接评估。

（1）间接评估：评估人员采用各种已有的问卷或量表，由儿童知情人士根据儿童情况完成填写的评估方法。

（2）直接评估：评估人员借助专门的设备或有关标准对儿童发育情况进行直接的检查和测评。

通过系统专业的评估，康复师和家长可以清楚地看到每个孩子存在的障碍，存在哪方面的缺陷，从而制订更加科学、有针对性的康复训练计划和方案。

（1）确定训练起点。即孩子所存在的感知觉异常。

（2）明确训练预期效果。即通过训练后感知觉异常可能得到了什么程度的改善。

（3）确定训练目标。即通过何种训练能改善需要解决的感知觉异常。

评估内容包括七大感觉系统：前庭觉、触觉、本体觉、味觉、嗅觉、视觉、听觉。

感觉统合训练评估内容分为三个层次。

第一层次：主要涉及前庭觉，触觉与本体觉，前庭觉与本体觉、触觉的感觉统合项目。

第二层次：主要涉及前庭觉系统、部分触觉与本体觉、两侧协调、顺序性与预计动作、动作计划等感觉统合项目。

第三层次：主要涉及小肌肉、姿势控制、模仿等感觉统合项目。

七、感觉统合训练的作用

（1）感觉统合训练通过改善儿童的手眼协调能力，使其运动速度和稳定性都得到提高，中枢神经系统对运动的协调能力增强。感觉统合训练对提高儿童精细操作能力、视觉辨别能力和反应能力均有明显作用。

（2）感觉统合训练可以提高运动协调能力，对改善儿童运动不平衡及动作不协调效果显著。

（3）感觉统合训练可提高儿童学习成绩，改善其厌学情绪。感觉统合训练不仅是对生理功能的训练，还涉及心理、大脑和躯体之间的相互关系，通过训练儿童可增强自信心和自我控制能力。经过一段时间的行为集中训练后，儿童的动作变协调、情绪变稳定，注意力不集中的情况得到改善。感觉统合失调导致学习困难的儿童，参加感觉统合训练后，学习成绩可能会提高。

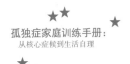
八、感觉统合训练的原则

（1）快乐体验原则。

（2）儿童主体原则。

（3）积极反馈原则。

（4）适度与安全原则。

九、家庭实施感觉统合训练的方法

　　根据不同的失调类型，感觉统合训练的原则有很大不同。对于感觉调控紊乱，训练的原则是单层面的刺激，即维持较长时间单项重复感觉刺激。如果是感觉过度敏感，则采用系统脱敏的方法让儿童接受较长时间的单项重复感觉刺激。比如儿童非常害怕他人的触碰，则可以选择儿童喜欢的物件，并制定恐惧等级表，在儿童玩喜欢物件的同时，从较弱的恐惧刺激开始，逐步让儿童接受他人的触碰。如果是感觉过度迟钝，则孩子就会出现自我刺激行为以满足相应的感觉需求，如痛觉迟钝的孩子可能有时会出现撞头、自残等行为。当出现这种情况时则须记录儿童寻求感觉刺激的频率以制定能满足该刺激的替代动作，以减少感觉刺激的行为。比如儿童每15分钟就出现一次扑翼样玩手的动作，则可每 15 分钟给儿童一次摇铃的刺激，以替代玩手的行为，满足儿童的刺激需求。给予的替代刺激常常是过量的，以便让儿童的神经系统重新调整对该类刺激的加工，使其对该类刺激更敏感。

在了解感觉统合训练的康复作用后，在家庭中该如何辅助孩子做感觉统合训练呢？许多家长常常是机械地强迫孩子完成训练任务，导致孩子又哭又闹，非常抗拒做感觉统合训练。在家庭中实施感觉统合训练的时候，我们应做到以下几点。

第一，将孩子喜欢做的项目作为强化物。

感觉统合训练也要贯穿 ABA 教学法，比如让孩子做 5 次滑板，就奖励他玩儿分钟他最喜欢的蹦床。蹦几下又滑板几次，化整为零，只要滑板的总数达到，训练效果是一样的。

第二，交叉进行。

要孩子一口气做完某个项目，孩子会觉得单调乏味，会抗拒配合，而每项运动交叉进行则更符合孩子的特点。比如，滑板几分钟，攀爬几分钟，跳蹦床几分钟……只要整节课都处于运动中，就可以达到要求的效果。

第三，营造快乐的气氛。

孩子要感受到运动的快乐，做感觉统合训练才有效果；孩子配合、听指令，社交障碍才能得到改善。特别是快乐的孩子的语言更易得到发展，因此家长要在旁边不断地鼓励、奖赏孩子。比如，孩子滑板、跳蹦床或玩羊角球时，唱"两只老虎，两只老虎跑得快，跑得快……"滑板时，在旁边喊"小鸟撞飞飞飞……""加油，加油，真棒！"

第四，营造竞争的气氛。

孤独症儿童竞争意识弱，只埋头做自己的事，因此要找几个小朋友和他竞赛，家长们在旁边呐喊助威。

第五，变换环境。

训练在室内、室外交叉进行，孩子才有新鲜感。比如上午在感觉统合室内做训练，下午在树下面投篮、骑车、来回持物跑、跳格子、走平衡木、抛球、滚球、踢球、滑滑梯、玩转盘、玩蘑菇车、提物走直线，晚上去散步、跑步等。

第六，形式要多样。

有些家长误以为做感觉统合训练就是在感觉统合室里面用那些器材。实际上，家长应开动脑筋，在注意安全的前提下，就地取材，采取不同的感觉统合训练形式。

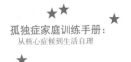

十、感觉统合训练实例

小明，5周岁男孩，孤独症谱系障碍儿童。他对周围的人不关心或缺乏兴趣，对别人的动作、言语、经验很少感兴趣，注意力难以集中，无法与他人对视，喜欢不停地转圈圈，而且平衡感很差，常常碰撞到桌椅、墙壁等，有时甚至会跌倒，动作十分笨拙。

1. **感觉异常分析**

第一，小明的前庭系统可能存在功能失调，导致小明多动，喜欢转圈圈，而且动作很笨拙、不协调；第二，小明的本体觉功能可能失调，导致小明经常磕磕碰碰，甚至跌倒。

2. **训练目标**

短期内通过感觉统合训练使其前庭觉和本体觉得到矫正。

长期目标是帮助小明矫正刻板行为，本体觉与前庭觉有很好的矫正效果。

3. 训练器材

各类秋千、滑板、滑梯、平衡板、平衡台、大笼球、触觉垫、大一点的汤勺、海洋球。

4. 训练计划

准备工作：准备好要使用的器材，与小明互相问候以后进行热身活动，运用大笼球与小明进行传球游戏热身。正式训练：秋千游戏与秋千游戏的变式活动进行 5 ~ 8 分钟，滑板滑梯与滑板滑梯的变式活动进行 3 ~ 5 分钟，平衡组合的训练进行 5 ~ 6 分钟，最后的综合器材训练进行 8 ~ 10 分钟。

5. 训练过程

首先与小明进行有礼貌的互相问候的训练，然后运用触点大笼球与小明进行传球游戏，进行热身。

（1）秋千：让小明选择自己喜欢的秋千，若没有喜欢的，因平时他喜欢转圈圈，就让他先玩可以转的那个秋千，转 5 次，这是为了让他保持清醒。这是训练前庭觉的一种方法。

（2）秋千扔物：这个游戏是在老师的辅助下进行的。老师带着小明一起玩秋千，老师负责荡秋千，保护好小明，并在荡秋千的同时要求小明将手中的东西扔到前方的筐里，或者扔进墙上粘好的球筐中。秋千扔物这个游戏，在训练小明前庭觉的同时也训练他的本体觉中的手眼协调能力。

（3）滑梯卧滑：运用飞机式从滑梯上滑下，老师在一旁辅助训练。在滑梯卧滑的过程中由于快速滑下，能刺激小明的前庭觉。

（4）滑梯投物：以飞机式从滑梯上滑下，在下滑过程中将手中的球投入指定的筐内。这个过程既刺激了小明的前庭觉又训练了手眼协调能力。

（5）平衡台：老师与小明站在平衡台上进行传球训练，给予前庭觉训练。

（6）综合器材训练：平衡板和触觉垫还有海洋球和大勺子组合，让小明用勺子运海洋球到指定处，中途经过平衡板和触觉垫。这个过程是训练前庭觉的平衡能力、本体觉的手眼协调能力及触觉。

在训练过程中，老师要时刻保证儿童的安全，在带有危险系数的训练中，老师要与儿童一起，帮助儿童克服恐惧心理。

十一、各种感觉刺激训练活动

表7.1 各种感觉刺激训练活动

视觉刺激活动	听觉刺激活动
1. 捂眼（没有看见、看见了）	1. 耳语
2. 捉迷藏	2. 掩耳游戏
3. 照镜子（看镜中人、物）	3. 拿塑胶锤追打物体
4. 玩陀螺	4. 听音乐盒、闹钟等物品发出的声音并找寻物品
5. 看清楚并触摸物体边缘	
6. 家长捧着孩子的脸进行目光对视	5. 打电话
7. 用放大镜看东西	6. 玩各种乐器
8. 暗室内看手电筒照射并追踪	7. 用耳机听音乐或自己说话的录音带
9. 戴太阳眼镜	8. 敲打置于头上的脸盆或铁盒
10. 吹气泡	9. 坐在会放气的物体上
11. 看彩色球转动并做鬼脸	10. 听儿歌入眠
12. 观察夜晚／暗室与明亮处的区别以及用荧光笔作画	11. 听口哨声
	12. 在浴缸内边唱歌边沐浴
13. 暗室内开关灯泡	13. 玩竹枪
14. 暗室内有色灯泡的观看游戏	14. 用对讲机说话
15. 装饰圣诞树	15. 用听诊器听心跳声
16. 观看彩色旋转球	
17. 暗室中照相	

续表

全身运动（前庭肌肉关节动觉刺激）

一、体操活动

1. 牵手跑步

2. 摇摇船（父母分别抓住双手和双脚）

3. 追跑

4. 家长让孩子骑在自己肩上并走路

5. 家长背着孩子跑、跳

6. 骑马

7. 走在成人背上

8. 抬高

9. 空中飞人

10. 从高处往下跳

11. 压挤身体部位

12. 翻转

13. 坐轿子（父母双手搭成链状方形）

14. 拉臂举高

15. 手推车（用手走路）

16. 翻筋斗（孩子躺在家长腹部，家长用腹部力量将孩子顶起后翻身）

17. 回转（一）直立

18. 回转（二）横抱

19. 倒立

20. 倒立摇晃

21. 家长将孩子安全地扔到沙发或弹簧床上

二、利用游戏器具的活动

1. 坐小车

2. 坐浮艇车

3. 坐有轮子的椅子

4. 走平衡台

5. 在弹簧床上跳跃

6. 在半圆球上转动

7. 滚动彩色塑料隧道

8. 坐一人用摇摇船

9. 玩大笼球

10. 玩回转圈

11. 玩滑滑梯

12. 玩跷跷板

13. 荡秋千

14. 吊单杠

15. 吊环

16. 坐在担架上上下震动

17. 躺在毛毯上摇动（父母抓四个角）

18. 爬在沙发椅背上倒立

19. 坐在吊笼内回转／摇动

20. 使用绳索将孩子的脚部固定在悬吊抱筒外侧进行回转／摇动

三、电动游戏

1. 乘坐"旋转木马"

2. 乘坐"咖啡杯"

3. 玩"旋转列车"

4. 玩"太空飞鼠"

5. 乘坐公交车／汽车／火车

6. 乘坐电梯

7. 坐投币电动车

8. 坐"云霄飞车"

续表

触觉刺激活动	压觉刺激活动
1. 轻轻拥抱 2. 摩擦身体各处 3. 对着脸、耳、手、脚吹气 4. 在身体各处贴胶带 5. 自己摩擦手、脚等处 6. 利用毛巾等布料摩擦手、脚等处 7. 利用各种硬度的刷子摩擦身体 8. 使用电动刷子摩擦身体 9. 在水龙头下直接冲洗手 10. 玩沙 11. 冲澡 12. 洗泡沫澡 13. 靠着手心、手腕说话 14. 用水管对身体冲水	1. 背后有坐垫或棉被轻轻挤压孩子 2. 拧手、脚等处 3. 紧抱
痛觉刺激活动	**振动觉刺激活动**
1. 轻轻拍打身体各处 2. 拧手、脚部位 3. 用指尖弹打身体 4. 捏皮肤 5. 轻碰（撞）头 6. 用塑胶锤轻敲头 7. 掷球打身体 8. 丢小球打身体各处 9. 用刷子敲打身体 10. 有节奏地敲（拍）打肩、胸部 11. 配合童谣拍打腹部、臀部、头部和脸颊	利用电动按摩器

续表

痒觉刺激活动	温觉刺激活动
呵痒	1. 在脸、手、脚上吹气
	2. 用热毛巾擦脸和手
水中感觉刺激活动	3. 体验各种大容器内不同温差的水
	4. 接触冰块
1. 浮在水面上（浴缸）	5. 手握冰块
2. 在家长陪伴下在海里及有浪潮的	6. 洗澡时交换冲冷热水
泳池中戏水	

参考文献：

［1］GUARDADO K E, SERGENT S R. Sensory integration ［J］.Treasure Island (FL):Statpearls Publishing，2021.

［2］李俊平．图解儿童感觉统合训练［M］.北京：朝华出版社，2018.

［3］王和平．特殊儿童的感觉统合训练［M］.北京：北京大学出版社，2011.

第八章

问题行为及情绪问题的处理

处理孤独症儿童的问题行为时我们需要对问题行为进行功能分析，并采取相应的方法处理问题行为。正确认识孤独症儿童的情绪问题是教育训练活动的基础。

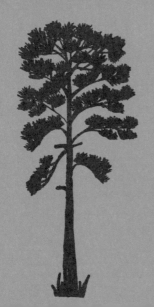

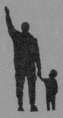

　　问题行为及情绪问题既妨碍儿童、青少年品格健康发展，又影响其身心健康发展。问题行为及情绪问题不仅在孤独症谱系障碍儿童中普遍存在，在普通的儿童及青少年当中也存在。孤独症儿童普遍存在感知觉异常、理解能力或语言能力偏弱，导致他们容易出现更多、更顽固的问题行为及情绪问题。问题行为的功能体现在取得内在刺激、取得外在刺激、逃避内在刺激、逃避外在刺激四个方面。处理问题行为时我们需要对问题行为进行功能分析，并采取相应的处理方法。此外，由于孤独症儿童在思维、人际关系、语言沟通、认知等方面的发展皆可能存在不足甚至严重不足，他们往往会采取尖叫、攻击他人、自我伤害等情绪行为来表达需求。不当的情绪问题会干扰儿童的正常生活和教育活动，甚至可能给自己和他人带来伤害，所以正确认识孤独症儿童的情绪问题是教育训练活动的基础。本章我们将解析孤独症儿童问题行为及情绪问题产生的原因、处

理问题行为的方法、如何纠正孤独症儿童问题行为及情绪问题，
以及用实例说明如何应对他们的问题行为及情绪问题。

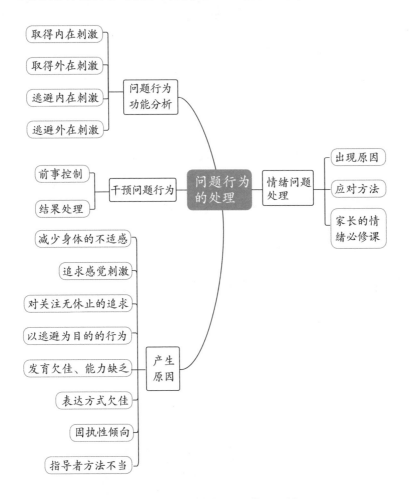

问题行为及情绪问题的处理学习思维导图

一、问题行为简介

（一）问题行为的不良影响

问题行为既妨碍品格健康发展（如可能导致儿童自伤、攻击他人、损坏周围物品等），又影响身心健康发展（如影响儿童学习新知识、新技能或与社会更加疏远等），在儿童及青少年当中很常见。

具体的不良影响主要有以下方面。

其一，影响儿童学习或接触新事物。

其二，影响儿童与其他人的相处及儿童与社会环境的接触。

其三，对儿童自己或其他人的生命或财产构成危险，带来极大不便，甚至造成损失。

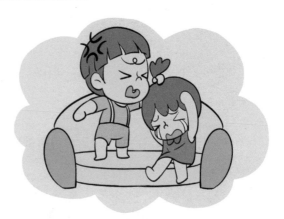

（二）孤独症儿童常见的问题行为

由于孤独症儿童心理和生理等方面与其他儿童有较大差异，以及孤独症儿童存在个体差异，问题行为在每个儿童身上表现的方式和程度都有所不同，孤独症儿童的问题行为的种类也有别于其他儿童。

其一，自我伤害行为。主要指对孤独症儿童本身造成身体伤害的行为。如咬手、打头、戳眼珠、碰头及伤害身体其他部位等。

其二，滋扰、攻击性行为。主要指扰乱他人学习生活秩序、对他人的身体有所伤害和对他人财产有所破坏的行为。如尖叫、离开座位四处奔跑、向别人吐口水、抓他人头发、推人、打人、踢人及抛掷物件等。

其三，固执及刻板行为。反复地发出无意义的声音、反复地问同样的问题、坚持将物件摆放成特定的方式、按某种固定方式饮食起居、出门坚持走同一条路线等。

其四，自我刺激行为。指手指或身体反复晃动、独自傻笑/傻哭、拍手、发出怪声等。

其五，多动行为。儿童常独自离开座位或在学校、家庭的某些特定或不特定区域频繁走动。

其六，其他异常行为。懒洋洋、缺乏推动力，逃避他人的身体接触，专注力不足等。

（三）问题行为产生的原因

1. 减少身体的不适感

孤独症儿童有不同程度的脑功能障碍，部分孩子可能存在癫痫等共患病；当出现躯体的其他病痛，如牙痛、感冒、头痛、腹痛等，由于孤独症儿童难以通过语言或其他适当方式表达，易出现异常行为，以此减少身体的不适感。

2. 追求感觉刺激

许多孤独症儿童对感觉信息有着特殊需要，而他们往往借助一些貌似古怪的行为来满足自己的这些感觉需要。这些行为可能使他们本身得到一种有趣或者舒服的感觉。由于孤独症儿童常不清楚什么时候这些行为是恰当的，什么时候不是，当他们频繁地在不恰当的时候做出各种自我刺激行为时，也就出现了问题行为。

3. 对关注无休止的追求

孤独症儿童由于存在社交能力的缺陷，常极度缺乏语言或非语言的表达与沟通技能、技巧，难以用正确的方式与人沟通。他们常以喊叫、哭闹等方式进行需求性表达，以吸引他人注意。

4. 以逃避为目的的行为

孤独症儿童和其他儿童一样，如果在家庭、学校、社会等环境中整天都随心所欲，可能较少出现问题行为。但是，任何人在环境中都要受到约束而规范自己的行为。有些问题行为是在指导者对孤独症儿童进行训练、教授生活技能及社会行为规范时发生的，有时可能表现极其强烈，他们可能用乱喊乱叫、哭闹、蹦跳甚至自我伤害、攻击他人等方式来逃避他自己感觉到不舒服的情景、逃避指导者的要求，甚至要达到他想要达到的任何目的等。

5. 发育欠佳，能力缺乏

孤独症儿童常存在全面发育迟缓现象，这使得他们缺乏在沟通及表达、社交、认知等方面的技能，尤其是缺乏理解环境及事物之间的相互关系、理解事物的先后次序、理解抽象事物或概念等认知方面的能力。同时，孤独症儿童还缺乏观察、专注、模仿等学习能力，这些都可能导致问题行为或情绪问题的发生。

6. 表达方式欠佳

孤独症儿童缺乏一个有效的、功能性的沟通系统，常难以正确地表达他们的需求。当孤独症儿童习得各种语言和非语言的沟通方式后，他们就具备了表达自己需求、情绪及获得别人注意的方法，不适当的行为就会大大地减少。

7. 固执性倾向

孤独症儿童适应能力差，缺乏想象力，活动大多刻板无新意。大部分孤独症儿童拒绝环境改变，其行为多固执、刻板。所以，如果指导者或者家长试图去阻挠这样的刻板行为，他们往往会有强烈的情绪反应。

8. 指导者方法不当

指导者没能根据孤独症儿童的实际能力制订训练计划，没能找到适合儿童的教育方法，没能在社会适应活动中根据儿童的实际状况提出合理的要求，也会引起儿童的问题行为。同时，儿童会根据他人的情绪做出反应。普通儿童在看到大人生气时可能会垂头丧气，孤独症儿童也一样，当指导者表现出不满的情绪时，孤独症儿童由于缺乏一定的情绪认知和调控能力，会对他人的不满感到威胁和不安，所以可能会用尖叫、摔东西等行为来表达自己内心的不知所措。

（四）问题行为的功能

孤独症儿童的问题行为常常是他们的一种表达方式，即用这种方式表达他们的愿望和感受。问题行为的功能（孤独症儿童想以此方式达到的目的）可以归纳为以下几点。

（1）取得内在刺激（获得自我满足感、感官刺激，如玩手）。

（2）取得外在刺激（获得他人的注意或某物）。

（3）逃避内在刺激（逃避身体不舒服、困顿状况、心情不好）。

（4）逃避外在刺激（逃避处罚或被剥夺自己喜欢的物品）。

注意：问题行为的矫正必须在对每种行为做观察和分析之后，制订相应的矫正措施，才能有效。

二、处理问题行为的方法

（一）行为分析法

行为分析法即基于对环境条件、既往的行为习惯及其自身状况等方面的考察，而达到问题行为的原因和功能的理解，进而为解决或改善问题行为提供有效的途径。

它的操作方法是要求把一个特定的行为放到前因后果中做系统的观察，对观察结果进行记录，并对记录的数据进行分析，从而掌握行为发生的规律和引发行为的变数，以及该行为对行为者的特定功能或行为发生的目的。以问题行为 ABC 分析简表（表 8.1）为例。

表 8.1　问题行为 ABC 分析简表

先行事件（A）	问题行为（B）	行为结果（C）

问题行为 ABC 分析简表是行为功能分析表之一。问题行为 ABC 分析简表的功能就是试图去发现行为与环境事件的前后有什么关联，三个字母代表的含义如下。

A（antecedents）即行为发生以前的事件，就是行为发生以前发生了什么。

B（behaviors）即行为本身，正在发生的行为。

C（consequences）即结果，行为发生后接着发生了什么。

（二）根据问题行为 ABC 分析简表解决问题行为

当孩子出现问题行为时，我们可以分析一下，孩子做出这个行为最终是为了得到什么，是得到家长或老师的关注，还是获得他爱吃的零食或者喜欢的玩具，又或者是他通过哭闹逃避接下来要做的任务，而当我们分析过后，就可以根据结果来采取措施。

举个例子，如下表（表 8.2）。

表 8.2　行为 ABC 分析简表（举例）

先行事件 (A)	问题行为（B）	行为结果（C）
小 A 几次喊了妈妈，但是妈妈没有理他	小 A 在地上打滚，大哭大闹	妈妈立刻给小 A 关注，并安抚他

从表格中我们可以分析出：小 A 哭闹是因为妈妈没有回应他，于是他采用了哭闹的方式来获得妈妈的关注。并且由于他每次哭闹妈妈都会给予他关注，这就给了他一个强化，使这样的行为发生的频率越来越高。

根据问题行为 ABC 分析简表的记录和分析，我们可以对问题行为的四种功能进行分析及给予相应的处理（表 8.3）。

表 8.3　问题行为功能分析及处理

行为功能	出现问题行为的原因	维持问题行为的后果事件	处理策略
●取得内在刺激 如: 获得自我满足感、获得感官刺激	●无聊的情境 ●从事一项活动太久 ●太多人，无人注意自己	●持续地获得感官刺激（或获得内在自我刺激）	●减少活动（行为）所得的快乐或刺激的后果 ●事先安排多样性的活动 ●教导替代性的适当活动或行为，如休闲活动
●取得外在刺激 如: 得到他人的注意、获得想要的物品 / 活动	●处于缺乏的状态，如缺乏社会互动、活动和以适当方式表达其需求的机会，基本生理需求没有满足	●以不正确的方式从周围获得关注 ●以不正确的方式得到了想要的物品 / 活动	●停止不适当的注意或给予物品，重新建立正确的学习经验 ●注意是否忽略其基本需求 ●教导其通过适当的沟通方式满足其基本需求

续表

行为功能	出现问题行为的原因	维持问题行为的后果事件	处理策略
●逃避内在刺激 如：逃避身体不舒服的状况、逃避情绪困顿的状况	●特定时间或情境 ●出现身体不舒服的状况（如疾病疼痛、过敏、药物副作用） ●出现情绪困顿的状况（如焦虑、紧张、挫折、压力、罪恶感等）	●通过不正确的方式缓解了自己的不适，或以不正确的方式缓解了自己的不良情绪	●训练表达自己不舒服感觉的沟通方法 ●训练预防和解决问题的能力，并协助其解决问题 ●教导自我控制的方法
●逃避外在刺激 如：逃避注意、惩罚，逃避不想做的工作/活动等，逃避身体接触，逃避被打断、被剥夺，逃避作息、活动等的改变	●特定的人、事物、要求、时间、地点或情境 ●作业或要求太难、持续时间太长或压力较大	●通过不正确的方式逃避了某些不喜欢的环境或某些活动、任务	●减少活动或作业的难度、持续的时间或速度 ●引发个体对活动或作业的兴趣 ●训练预防和解决问题的能力

（三）通过前事控制及结果处理对问题行进行干预

1. 前事控制

这种干预方法用在问题行为出现之前，具体包括如下方面。

（1）降低目标难度：为了减少孤独症儿童因为逃避任务而出现问题行为，可以根据孩子的能力选择难度适宜的任务。比如孩子在饭前吃了零食，那么在午饭的时候可以适当减少饭量，以避免孩子因逃避吃饭而出现问题行为。

（2）增加形式多样的任务：单一的任务可能容易让孤独症儿童失去兴趣，哪怕是同一个目标，形式也应该是多样的。想让孩子吃蔬菜，可以每天换不同的蔬菜、用不同的做法、切不同的形状等，逐步让孩子接受；也可以将米饭、蔬菜等摆成孩子喜欢的造型，如小汽车、小熊、小猫等，以增加吃饭的趣味性。

（3）避免孩子独处：孤独症儿童独处的时候，容易因无聊而出现自我刺激行为，久而久之会形成不良习惯。减少孩子独处的机会，可以改善其出现自我刺激之类的问题行为。

2. 结果处理

这种干预方法用在问题行为出现之后，具体包括以下方面。

（1）削弱暴增：如果问题行为出现了，一定要避免强化问题行为。比如孤独症儿童独处时出现拍桌子等问题行为，家长刚开始置之不理，后来拍桌子的声音越来越大，家长忍无可忍，对孩子喊："不要再拍了，再拍我就生气了。"孩子停下来了，但是没过多久又开始拍桌子。这是为什么呢？因为拍桌子行为的功能是"寻求关注"，家长生气的行为正好给予了孩子关注，强化了这个问题行为，增加了孩子下次拍桌子的可能性。正确做法是家长继续手头上的工作，不去理会，哪怕孩子越拍越激烈。我们应该理性对待"削弱暴增"的现象。在行为减少之前，孤独症儿童的行为会突然暴增。比如上述例子中，家长使用"削弱"原则，坚持原则立场不予理会，才不会强化孩子的问题行为。

（2）区别强化：在干预早期，只要孤独症儿童出现任何良好的行为，马上强化；如果出现问题行为，就采用忽略策略。在干预后期，还要慢慢改变强化的频率。

（四）问题行为的处理实例：哭闹并躺在地上打滚

晚饭时间，小 A 看到桌子上有巧克力，直接伸手去拿，妈妈收走巧克力并对小 A 说："现在我们要吃晚饭了，不能吃巧克力了。"小 A 开始大哭大闹，躺地上打滚，妈妈看到他哭闹得很厉害，就将巧克力给了他，小 A 拿到巧克力后停止了哭闹，坐在椅子上开心地吃巧克力。妈妈发现，每当小 A 想要某个物品，但不能被马上满足的时候，他就会哭闹并躺地上打滚，妈妈很无奈，每次只能给他想要的物品来结束他的哭闹行为。

功能分析

我们运用行为 ABC 分析简表（表 8.4）来看：

表 8.4　行为 ABC 分析简表（实例）

先行事件（A）	问题行为（B）	行为结果（C）
妈妈收走巧克力	孩子哭闹并躺地上打滚	妈妈给孩子巧克力

由上述分析可以看出，当妈妈收走巧克力的时候，小 A 开始哭闹并躺地上打滚，当小 A 得到巧克力的时候，他停止了哭闹并躺地上打滚的行为，由此得知小 A 该问题行为是为了获得物品（巧克力）。

当孩子哭闹并躺地上打滚时，妈妈就马上给了他巧克力，其实是强化了孩子这个哭闹并躺地上打滚的问题行为，这会增加孩子该问题行为出现的频率。长此以往，会导致当孩子想要获得某种物品而不能被及时满足时，他就会通过哭闹并躺地上打滚的方式来获取自己想要的物品。

解决方案

1. 前事控制

（1）减少诱发问题行为的刺激的出现，如尽可能在晚饭时间将巧克力放在孩子看不到的地方，家长应细心观察孩子，提前预防该问题行为的发生。

（2）在孩子出现问题行为之前，提前满足孩子的需求，如在晚饭前主动给予孩子一小块巧克力，以此来避免孩子在不恰当的时间想吃巧克力而导致的问题行为。

2. 替代行为

替代行为是在孩子能力范围内可运用的一些良好的行为。若孩子习得语言，可以教导孩子通过说"我想吃巧克力"来替代躺在地上哭闹的行为，若孩子还未习得语言，可以让孩子指一指巧克力的卡片来正确表达需求，当孩子出现替代行为时，给予强化。对于一些年龄较大的、能力较好的孩子，可在日常的学习中通过教导孩子学会等待、学会正确处理被拒绝、学会正确辨识和处理自己的情绪等社交技能，来帮助孩子更好地适应社会生活。

3. 结果控制

（1）使用"削弱"原则。当孩子已经出现了哭闹并躺地上打滚的行为时，家长要忽略孩子的行为，做到不看、不说、不应，等孩子情绪逐渐平复后，告知孩子需要先执行某个指令之后才能得到巧克力，如"坐好"，孩子独立完成或在家长辅助下完成后，再给予孩子想要的物品。长此以往通过这样的方式，让孩子学会自我调节情绪，逐渐意识到无法通过该问题行为而顺利获得物品，从而减少问题行为的发生。

（2）区别强化。在干预早期，不断强化孩子良好的行为，忽略孩子的问题行为。例如当孩子主动与妈妈进行了眼神对视、孩子出现了主动语言、孩子主动发起社交互动等良好的行为时，家长应立即夸奖孩子并奖励孩子想要的物品。而当孩子出现问题行为时，家长则采用忽略的方式，用这样区别强化的方式来提高良好行为的出现频率，降低问题行为发生的频率。

三、问题行为矫正法

　　根据相关理论，目前已形成、发展出许多具体的问题行为矫正方法。如正（负）强化法、替代行为法、间歇强化法、代币制、惩罚法、消退法、示范法、认知疗法和观察学习法等。一般来讲，增强、塑造新行为时选择正强化法、示范法、代币制、塑造法等；消除或矫正不适当行为时，多选择消退法、负强化法和示范法，少用负强化法和厌恶制约法；维持儿童某行为或使行为降到低发水平时，用间歇强化法等。下面就各种方法的具体应用做简单的说明。

1. 正（负）强化法

　　首先要开发和确定强化物（从无条件发放强化物到确定强化物，并给强化物分等级）；其次选择强化时间的间隔，一般由短到长，由人为操作明显到自然行为。比如孩子出现问题行为的频率是 15 分钟一次，那么我们应该在 10 分钟左右进行一次间隔强化，避免他的问题行为出现。很多强化失败的原因就是间隔时间太长。

2. 替代行为法

用有意义、有价值的行为替代刻板的、无意义的行为。比如孤独症儿童喜欢反复念同一句广告词，家长和老师可以有意识地引导他发展其他语言；比如孩子有攻击性或破坏性行为，则可以通过正确的训练手段和方法进行行为替代，例如拍球、丢沙包等。一般我们对要消除什么问题行为比较明确，但是在寻找合适的替代行为上有一定困难。孩子的改善程度和我们能不能找到合适的替代行为密切相关。

3. 代币制

代币制又称标记奖酬法，是用象征钱币、奖状、奖品等标记物为奖励手段来强化良好行为的一种治疗方法，它需要建立一套奖励代币的办法和兑换强化物的机制。代币是在适当的反应之后，立即或稍后获得可以交换某种活动、特许或物品等作为报酬的代替品。在学校，可用点数、星星、记号或特殊的戳记作为代币；在机构，可用贴纸作为代币。当儿童表现出良好行为时，即可获得相应的代币；当儿童表现出问题行为时，即被扣除相应的代币；儿童用手中的代币可换取自己所希望的奖励。通过应用代币来帮助儿童建立良好行为、消除问题行为的方法被称为代币制。

遵守的原则：（1）代币制是容易使用的；（2）代币制必须是容易实施的；（3）代币制必须是被训练者所不易复制的；（4）代币不能转做他用；（5）记录赚取和使用掉的代币。

实施步骤：（1）确定目标行为；（2）找出物品、特权和其他动机，以奖赏适当行为；（3）拟定交换系统。

应用范围：增强已有的良好行为，抑制存在的问题行为。

4. 惩罚法

当个体在某一情境中做出某一行为后，若能及时体验到不愉快的后果，则下次遇到相同的情境时，较不可能做出同样的行为。

注意事项：（1）把握好处罚时机；（2）处罚强度因人而异；（3）执行处罚态度要一致；（4）强化足以引发受欢迎行为的情境；（5）减少足以引发问题行为的因素。

5. 隔离法

当儿童表现出问题行为时，暂停儿童正在进行的活动，将儿童从受到正强化的环境中带到一个不受正强化的环境，并让该儿童在那里待上特定的时间，由此来消除儿童的问题行为。一种方法是立即停止强化的活动；另一种方法是立即撤除过度的注意。

隔离的方式有很多种，但最有效的方法是将儿童移至一个少有机会做别的事、看别的东西或得到任何趣味或酬赏的地方。

注意事项：（1）隔离的场所必须是安全的；（2）必须远离玩具、游戏或其他能引起兴趣或乐趣的东西；（3）光线充足且易于视物；（4）场所必须经过安排，以便儿童容易进入并且待上一小段时间，必须使儿童能在短短几秒钟内就能进入并且不需口头命令；（5）隔离时间约2～5分钟；（6）让孩子了解结束时的信号。

6. 过度矫正法

塑造一个比错误或困扰产生前更坏的情境的一种方法，儿童必须借着额外的心力弥补已造成的损失。例如当儿童故意尿湿裤子时，要求他必须要把裤子换下来，并且洗干净，再把地板拖干净。

7. 饱足原理

有些问题行为单靠禁止是不易见效的，有一种方法是由治疗者主动提供儿童所追求的目的物，让儿童享受到极限之后，产生生理上的不舒适，因而解除问题行为或削弱问题行为。因而，饱足原理初看是奖励，实则有惩罚的概念存在其中。

实施步骤：（1）确立目标行为；（2）确立强化物；（3）制定固定强化程序——固定比率（每次见面都问："你吃了吗？"）、固定间隔；（4）执行固定强化程序，注意相关人员的配合，并注意挖掘儿童积极的兴趣点。

应用范围：囤积东西（纸、笔、毛巾）、乱撕衣服、不停喝水、问时间等。不适用于有强迫症的、有消极意义的行为（如儿童对性感兴趣），以及破坏性、伤人和自伤的行为，孤独症的刻板行为也不适用。对于以上行为宜用转移注意力、减少独处时间以减少问题行为等方法。

8. 洪水法

大量给予儿童所害怕的物件，而没有不良的行为后果，导致儿童对本来所害怕之事件不再惧怕。

9. 榜样法

以某个个体或某个团体的行为为榜样，让儿童通过观察、收听、阅读或操作等途径而改变自己的行为，从而使儿童形成与榜样相同的动作、思想、态度或是语言表达等特性，这种行为改变技术被称为"榜样法"。

条件：（1）儿童具备模仿能力；（2）榜样为儿童所接受；（3）及时给予奖励；（4）尊重儿童的个性与价值。

实施步骤：（1）确立目标行为；（2）选择好榜样；（3）榜样展示良好行为并受到奖励；（4）儿童模仿并展现该良好行为，得到奖励。

应用范围：学习良好行为；表现已学会的良好行为；抑制问题行为；多用来表现良好行为。

10. 塑造法

塑造法是指系统地、及时地对儿童所表现出的那些接近目标行为的一系列相似行为进行强化，从而使儿童最终建立起目标行为的方法。

条件：（1）有效地划分各个中间行为；（2）组织好各个中间行为之间的替代行为。

实施步骤：（1）确立目标行为；（2）合理地划分起点行为与目标行为之间的各个中间行为；（3）确定行为塑造的方向；（4）儿童表现出中间行为后方可获得强化；（5）按顺序强化各个中间行为，直至目标行为（或终点行为）完全建立。

提示：塑造法是指在行为塑造的过程中，家长和老师给予儿童的各种特殊帮助，如身体上的帮助、语言上的指导等。渐隐是指在行为塑造的过程中，家长和老师所给予儿童的各种特殊帮助在数量和质量上的减少。

应用范围：塑造新行为。

11. 消退法

当儿童表现出某种问题行为时，不给予其强化或处罚，即不予理睬、不予关注，从而导致该行为的出现频率下降，直到儿童的这种问题行为消退掉。

条件：（1）正确应用"不予理睬"方法；（2）坚持不懈；（3）各方意见一致。若儿童发现成人之间的观念不一致，可能导致不良行为加剧。

实施步骤：（1）确立目标行为；（2）实施者要与相关人员共同来确定行为改变计划——相关人员支持与配合；（3）告诉儿童即将要进行的消退计划，在儿童情绪正常时沟通，告诉儿童如何表现才是正确的；（4）对儿童表现出的问题行为不予理睬，不批评儿童、不与儿童争辩交谈、不与儿童有任何的目光接触、转移对儿童的所有关注、关注其他的事情、离开儿童所在的场所；（5）对儿童表现出的良好行为进行及时强化。

应用范围：非自伤性、非破坏性、非攻击性的问题行为，且这种行为在以前出现时会受到强化。

12. 行为代价法

当儿童表现某种问题行为后，老师或家长将儿童本该享受的某种奖赏或权利收走一段时间，以此达到减少问题行为的目的。

实施步骤：（1）仔细分析问题行为的前因、性质与程度，儿童年龄与当前问题行为的关系等；（2）选择收走适当的正强化物，即对儿童有激励作用的正强化物，对儿童赋予特殊意义的权利，不影响儿童的正常发展、不侵害儿童的尊严与人格；（3）制定恰当的收走时间，可从年龄、性格特征等考虑是暂时收走还是永远收走；（4）将行为改变计划告诉儿童；（5）一旦问题行为出现，立即收走相应的正强化物或权利；（6）控制各种因素，确保在特定的时间内，儿童得不到该强化物或享有权利。

应用范围：适用于年龄 5 岁以上，有一定认知基础的儿童。

13. 系统脱敏法

在舒适的环境中，让儿童充分地放松自己，然后系统地让儿童逐渐接近其所恐惧的事物，或是逐渐提高儿童所恐惧的刺激的强度，从而让儿童对于恐惧事物的敏感性逐渐减轻，直至完全消失。

实施步骤：（1）训练儿童学会完全放松肌肉；（2）建立焦虑、恐惧事件的等级，即找出引发恐惧的各种事件，确定不同事件所产生的恐惧的程度，按照儿童对事件评定的数值，由低到高对事件进行排列；（3）逐渐通过各等级的恐惧事件，肌肉放松训练—呈现最低等级的事件—肌肉放松—稍高程度事件—肌肉放松……以此步骤通过全部等级的恐惧事件。

14. 强化相反行为的方法

通过系统地正强化儿童与某种问题行为相反的良好行为，帮助儿童培养良好行为以取代问题行为。

可避免惩罚法、隔离法等的不良影响，表现为扶持好的行为以压抑问题行为，改变儿童看待问题的观点。

实施步骤：（1）确立要改变的目标行为；（2）找到与目标行为相反的行为；（3）确立强化物；（4）实施行为干预程序，如塑造法、代币制、合同法等，各方法并非各自独立；（5）评估行为干预的效果——目标行为是否消除了，良好行为是否建立了。

四、孤独症儿童的情绪问题

　　人际交往中非言语信息往往传递着真实情感，尤其是情绪的信息，是反映人类心理状态主要的非言语信息。因此，正确地识别和表达情绪是社交成功的关键。情绪，是对一系列主观认知经验的通称，是多种感觉、思想和行为综合产生的心理和生理状态。情绪是指个体的天然的需求获得（或无法获得）满足而产生的强烈的、具有情境性的情感反应。每一个人都有表达自己情绪不满的权利，但是合理地表达才能使他人懂得自己的需求。由于孤独症儿童在思维、人际关系、语言沟通、智力等方面的发展皆可能存在不足或严重不足，他们往往会采取尖叫、攻击他人、自我伤害等情绪行为来表达需求。不当的情绪问题会干扰儿童的正常生活和教育活动，甚至可能给自己和他人带来伤害，所以正确认识孤独症儿童的情绪问题是教育训练活动的基础。

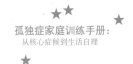

（一）孤独症儿童出现情绪问题的原因

1. 寻求关注

孤独症儿童的常见症状之一是语言发育迟缓、存在沟通障碍。他们缺乏与人正常沟通的能力，无法与人建立良好沟通，无法向他人表白自己的内心，于是就会产生许多情绪问题。我们所能观察到的、最明显的就是他们的情绪行为。跟普通儿童一样，特殊儿童也需要通过一些方式来让他人关注自己，普通儿童可能表现为要大人抱抱。而特殊儿童更多地表现出抓咬他人（伤害他人）、尖叫哭闹等情绪行为来让别人关注自己。

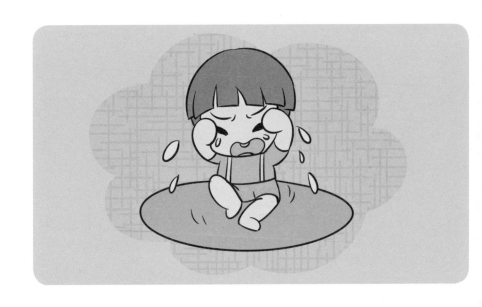

2. 行为固执

孤独症儿童适应能力差、缺乏想象力、活动大多刻板无新意。大多数孤独症儿童拒绝环境改变，其行为多固执、刻板。所以，如果指导者或者家长试图去阻挠这样的刻板行为，他们往往会表现出强烈的情绪反应。

3. 害怕约束

当我们把儿童放在一个不受约束的环境（比如多感官教室、游乐城等）里，孤独症儿童和其他儿童一样，喜欢不受任何约束，喜欢自由探索。只是普通儿童会在成人引导下在固定的环境中受一定约束和规范，孤独症儿童由于沟通能力及不肯变通等方面的问题，在指导者或者家长对其有一定教育训练要求或者生活行为规范时，他们会发生严重的情绪问题，会尖叫、哭闹、跑跳甚至自我伤害、攻击他人等。他们害怕约束，企图借此逃避管教。

4. 身体不适

有关资料显示，有的孤独症儿童有不同程度的脑功能障碍，有相当部分在儿童、少年期或成年期会发生癫痫。除癫痫外，也有可能因为肚子不舒服、头疼等身体不适问题，加上不会合理表达自己的状态和需求，所以通过情绪来表达自己的不适。

5. 指导者方法有误

在教育活动中，如果能找到适合孤独症儿童的教育方法，那么儿童可能非常愿意配合指导者。而我们往往在训练活动中发现，由于对孤独症儿童多次训练没有进展，有时指导者缺乏耐心，没能根据儿童的实际状况提出合情、合理的要求，也会引起儿童的情绪问题。

6. 孤独症感知觉异常所致

有的研究者认为，孤独症儿童的大脑中枢神经（包括前庭系统和周边神经）的感觉刺激调整功能可能受损，无法将各种感觉接收并传达所有感觉刺激完成初步调整，以至大脑皮质无法加以整合、判断认知而做出适度的行为反应，进而使儿童在新事物、新环境面前无所适从而产生情绪问题。

7. 指导者的情绪影响

儿童会根据他人的情绪做出反应。普通儿童在看到大人生气时可能会垂头丧气或者愤愤不平，孤独症儿童也一样，当指导者表现出不满的情绪时，孤独症儿童由于缺乏一定的情绪认知和调控能力，会对他人的不满感到威胁和不安，所以可能会用尖叫、摔东西等行为表达自己内心的不知所措。

（二）应对孤独症儿童情绪问题的方法

在我们了解孤独症儿童出现情绪问题的原因后，当他们出现情绪问题的时候，我们可以采用以下方法应对。

1. 变换情景法

若儿童情绪不好是因为听到某种声音、见到某人或某物，或者环境中的一些事物被改变了，则可以采用脱离情景或在原情景加入儿童喜欢因素的变换情景法，如放一些他最爱听的音乐、让他看节目表演（若知道他喜欢哪个电视节目可事先录好）等，用此方法使之尽快摆脱不良情绪。

2. 外力辅助调控法

当儿童情绪不稳定时，家长可一边用柔和的语言安慰，一边轻微地晃动其身体的一部分或把他的头搂入怀中（不宜抱起，只轻轻拢过来即可），对情绪激动的儿童则让其被动做出较强烈的动作，如在保证儿童安全的情况下，和儿童一起快速转动身体或手臂，在儿童背后推其快走等，使其从原来的情绪状态中分散出来。

3. 预告法

若要改变环境或到一个新环境去学习，则要采用预先告知少量新环境情况，尽量减少可能的干扰源的做法使儿童有心理准备，并在进入新环境前先停留一下，观察、熟悉一下四周，使其情绪保持稳定后再由家人或熟悉的人陪同进入（一个全新环境对儿童影响会很大，应该有家人或熟悉的人在场指引）。

4. 适当发泄法

这是给予儿童适当发泄的方法，对以哭闹为主的儿童，应使之一次性哭够或认识到哭闹是没有用的，如在哭闹中加入动作限制，使哭闹伴随着不良体验，或采用束缚法。当儿童哭闹时，适当用力地用双手抱紧儿童的头或用力夹紧儿童的双腿，或限制儿童，使他不能离开椅子到处乱走，让其发泄情绪但又体会到发泄情绪时的不舒服感，从而不再想采取哭闹方式发泄情绪。

5. 及时肯定，捕捉时机

孤独症儿童在发泄过程中若出现正当的情绪状态，如过一会儿就不哭了或不在地上打滚了，则马上提供物质奖励或满足他的一项要求；但若他坚持原来的要求，如要坐在地上而不坐在椅子上，则不给奖励，直至儿童完全符合要求为止。

6. 事后继续教育法

在儿童情绪稳定后，对能理解语言的儿童可重新让其进入原场合或原刺激情景，以培养他的适应能力和调控能力。这时先口头提示，比如"能未经允许拿别人的物品吗？"

7. 耐力训练

在家庭训练中应随时有忍耐、等待、有序等方面的训练，如儿童越急着吃饭而不想洗手，就越不让他吃饭，促使他先洗手。如果此时儿童闹情绪则不予理睬，更不能满足，直至他按指令去洗手。完成指令后必须及时给予儿童奖励。

8. 情绪解读训练

孤独症儿童的情绪解读训练主要包括情绪面孔识别训练、

场景情绪及愿望情绪训练。

　　阶段一：运用照片识别脸部表情。

　　通过人物照片识别开心、伤心、生气、害怕等基本表情。在开展该阶段训练前，务必确保儿童已经能认识面孔的各成分，比如眼睛、嘴巴、鼻子等。

　　阶段二：运用图片识别情绪。

　　通过卡通图片和线条画图片识别开心、伤心、生气和害怕四种基本面孔情绪。

　　阶段三：识别情境情绪。

　　通过基本的面孔情绪识别训练后，儿童需要根据特定的情境去预测他人当时的情绪状态。训练需要准备空白面孔的情境，通过不同的情境让儿童直接指认主人公的面孔及情绪。进行到此阶段时，需要确保儿童能够稳定认识因果关系。

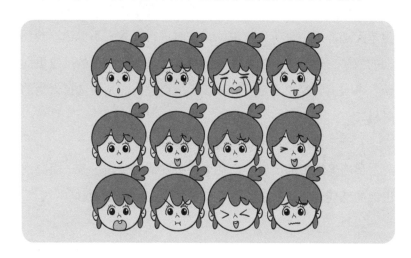

（三）家长的情绪必修课

家长的观念和态度是影响孩子行为表现的关键。不能让孤独症儿童情绪的崩溃点燃家长的情绪。如果家长做足了情绪功课，孩子在情绪严重爆发时，会愿意接受家长的引导，缓和自己的情绪，达到情绪管控的目标。因此，我们建议家长在对孩子进行情绪问题管理前，先做到以下几点。

1. 理解孩子的情绪

当孩子闹情绪时，我们应避免说"这有什么好难过的"或"不可以生气"等话。因为，当孩子的情绪被否定时，原本的情绪会被附加"你不了解我"的负面情绪，这时候孩子的状况会更难处理。因此，这时家长需要做的，是让孩子知道你理解他。

2. 不要说教

在孩子有情绪时进行说教，是自找麻烦。人在气头上时，根本无法静下心来听别人说话。这时进行说教，不但达不到预期的效果，还会火上加油，到最后家长只会对孩子的反应更懊恼。事实上，家长不是不能和孩子讲道理，而是要选择恰当的时机。

3. 示范如何表达情绪和解决问题

利用生活中的情境，当某事件引发情绪时，在孩子面前说出你的感受，例如"怎么拿都拿不到柜子上的碗，我好生气。"

接着，示范如何应对，比如请爸爸帮忙拿，或是休息一下，等一等再拿。在长期示范的累积下，孩子除了可以增加表达情绪的词语外，还可以联系引发情绪的事件，找到解决问题的方法。

4. 观察引爆孩子情绪的"点"

有哪些"点"是引爆孩子情绪的"地雷"？仔细观察，你一定会发现孩子特定的情绪模式，例如，什么事、什么时候或地点会使他焦虑，他情绪快爆发前的肢体动作、说话的内容或表情，他情绪失控时所需的特定缓和方式。一旦孩子引爆情绪的"点"被我们摸清楚了，要绕开"地雷"或清除"地雷"就容易多了。

5. 鼓励自发性的情绪管控行为

对孩子来说，要掌控自己的情绪真的有难度。如果家长细心地察觉到孩子有自发性的情绪管控行为，就要毫不吝啬地鼓励他们。当家长做足了功课，能够理解孩子的情绪、避免说教、能帮助孩子表达情绪及解决问题时，因为互动方式的改变，孩子的情绪也能从沸腾的开水慢慢地转化为平静的温水，有的孩子甚至不需要其他处理策略。当然，有些孩子依然需要通过处理情绪的工具和策略，才能拥有情绪管控的能力。

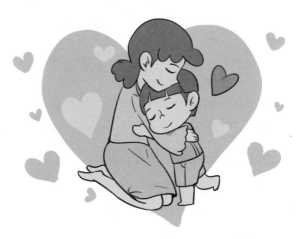

　　孤独症儿童的问题行为及情绪问题会严重影响其身心健康和能力的发展。无论是老师还是家长，都应该严肃认真地对待孤独症儿童的问题行为及情绪问题，并根据儿童在疾病严重程度、智商、受教育情况、接受能力、配合程度等方面的个体差异，从实际出发，最大限度地采用个别化形式，因人而异，用科学的行为分析矫正理论做指导，以乐观认真的态度去对待儿童的问题行为及情绪问题。

参考文献：

［1］郭延庆.应用行为分析与儿童行为管理［M］.北京：华夏出版社，2012.

［2］凤华，周婉琪，孙文菊，等.自闭症儿童社会：情绪教育实务工作手册［M］.重庆：重庆大学出版社，2015.